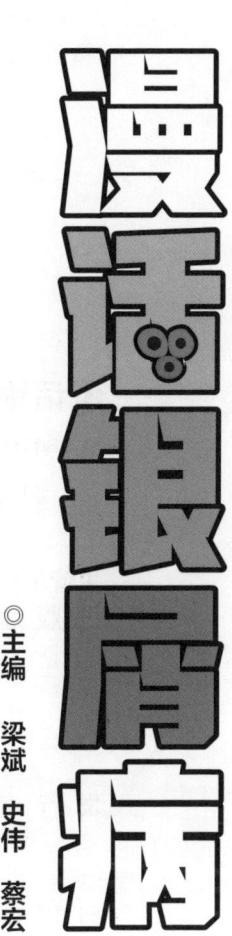

漫话银屑病

◎主编 梁斌 史伟 蔡宏

山东科学技术出版社
·济南·

图书在版编目（CIP）数据

漫话银屑病 / 梁斌，史伟，蔡宏主编. -- 济南：山东科学技术出版社，2024.8. -- ISBN 978-7-5723-2114-6

Ⅰ.R758.63

中国国家版本馆 CIP 数据核字第 2024BB4877 号

漫话银屑病
MANHUA YINXIEBING

责任编辑：张　琳

主管单位：	山东出版传媒股份有限公司
出 版 者：	山东科学技术出版社
	地址：济南市市中区舜耕路 517 号
	邮编：250003　电话：（0531）82098088
	网址：www.lkj.com.cn
	电子邮件：sdkj@sdcbcm.com
发 行 者：	山东科学技术出版社
	地址：济南市市中区舜耕路 517 号
	邮编：250003　电话：（0531）82098067
印 刷 者：	山东彩峰印刷股份有限公司
	地址：潍坊市潍城经济开发区玉清西街 7887 号
	邮编：261031　电话：（0536）8311811

规格：16 开（170 mm×240 mm）
印张：14　字数：160 千
版次：2024 年 8 月第 1 版　印次：2024 年 8 月第 1 次印刷
定价：48.00 元

编纂委员会

主　审　蔡瑞康　张春雷

主　编　梁　斌　史　伟　蔡　宏

副主编　庞晓文　李　菲　王聪敏　申　琳

编　委（按姓氏音序排列）

陈　静	陈　俏	崔彩娟	董海玲	甘丽丽	高　西
高瑞华	黄砚萍	江　韵	李　莉	李　娜	李　鑫
李佳珊	李彦飞	李园园	林乐拉	刘　芳	刘　颖
刘　宇	刘　园	刘菊琴	刘时瑞	吕佳冰	马冰冰
马小艳	乔海燕	任兴华	施东雯	苏　楠	王　莹
王蒙蒙	王艺锦	王玉莹	邢娜娜	徐　伟	徐俊杰
闫佳莹	闫仟叶	杨　颖	杨建华	杨庆琪	尹明明
袁顾佳	岳洁莹	张　莹	张春婷	张洁兰	张晶晶
张瑞桐	张素玉	张啸暄	赵　静	赵彩雁	甄　鹰
郑书彬	周云杰				

序 1

  本书是面向广大银屑病患者的科普读物,旨在通过生动有趣的画面和深入浅出的解说,揭开银屑病神秘的面纱,相信这部作品能够为患者带来很大的帮助。

蔡瑞康

2024 年 8 月

序 2

银屑病并非不可战胜，随着医学技术的进步和医疗水平的提高，越来越多的治疗方法被应用于临床，为患者带来了更多的希望。倡导健康生活方式理念，是皮肤科医护人员健康宣教工作的重点。

《漫话银屑病》是一本老百姓读得懂的科普书，本书以直观、生动的语言表述了银屑病的临床表现、治疗方法，在情绪、运动、外用药使用、饮食、睡眠、共病等多方面引导患者进行自我健康管理，也让更多的人能够正确认识这一疾病，消除对它的误解和歧视。此外，本书结合编者多年临床工作所见所闻，融入了许多真实案例，表达了患者的心声，旨在鼓励银屑病患者积极勇敢地面对疾病，帮助患者重获健康和自信。银屑病患者通过科学的治疗，保持积极的心态，完全可以拥有正常、充实且精彩的人生。

在这个充满挑战与希望的人生旅程中，让我们携手并进，共同为银屑病患者点亮一盏明灯，照亮其前行的道路！

2024 年 8 月

目 录

第一章 解秘银屑病 ………………………… 1

第一节 银屑病的前世今生 ……………………… 2

1. 银屑病会遗传吗? ………………………………… 3
2. 银屑病会传染吗? ………………………………… 4
3. 银屑病能被根治吗? ……………………………… 5
4. 银屑病的发病与性别和年龄有关吗? …………… 6
5. 患银屑病的人多吗? 有没有地区差异? ………… 7
6. 银屑病与哪些皮肤病看上去很相似? 如何区别? … 8
7. 判断银屑病严重程度的指标有哪些? ………… 10
8. 银屑病按严重程度可以分为哪几级? ………… 11
9. 医生经常说的 PASI 评分到底是什么? ……… 12

第二节 诱发或加重银屑病的罪魁祸首 ……… 13

1. 诱发或加重银屑病的因素有哪些? …………… 14
2. 为什么银屑病会反复发作? …………………… 16
3. 为什么皮肤受伤会诱发银屑病? ……………… 17
4. 切除扁桃体会减轻银屑病症状吗? …………… 19
5. 为什么感冒后银屑病会加重? ………………… 21
6. 吸烟会加重银屑病皮损吗? …………………… 22
7. 为什么压力一大, 皮损就加重了呢? ………… 23
8. 哪些环境容易加重银屑病呢? ………………… 24

第三节 银屑病"四兄弟" 25
1. 银屑病"四兄弟"长什么样? 26
2. 银屑病"四兄弟"之间会互相转变吗? 27
3. 寻常型银屑病病程的三阶段是什么? 28
4. 为什么脓疱型和红皮病型银屑病患者更易发热? 29
5. 关节疼痛是不是得了关节病型银屑病? 30

第四节 中医眼中的银屑病 31
1. 血热证银屑病有哪些表现? 32
2. 血瘀证银屑病有哪些表现? 33
3. 血燥证银屑病有哪些表现? 34

第二章 银屑病治疗知多少 35

第一节 系统治疗 36
1. 不同类型的银屑病适合什么样的治疗方法? 37
2. 银屑病系统治疗常用药物有哪些? 38
3. 甘草类、维生素C、钙剂在银屑病治疗中有什么作用? 39
4. 银屑病患者常用的抗组胺药有哪些? 40
5. 服用抗组胺药后有哪些注意事项? 42
6. 什么是糖皮质激素,它能根治银屑病吗? 43
7. 怀孕后可以使用抗组胺药吗? 45
8. 皮损处出现脓疱时必须使用抗生素吗? 46
9. 常用的免疫抑制剂有哪些? 47
10. 使用免疫抑制剂时应该注意什么? 48
11. 服用阿维A,停药后多久可以怀孕? 49
12. 阿维A与异维A酸有何不同? 50
13. 治疗银屑病的生物制剂都有哪些? 51
14. 如何选择适合自己的生物制剂? 52
15. 生物制剂需要终身用药吗,有哪些不良反应? 53

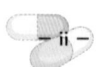

16. 可以自己在家注射生物制剂吗? …………………………………… 54

17. 妊娠期女性应如何选择生物制剂? ……………………………… 55

第二节　银屑病的物理疗法 ………………………… 56

1. 光疗的作用原理有哪些? ………………………………………… 57
2. 如何选择 UVB 的剂量? ………………………………………… 58
3. 紫外线治疗有哪些不良反应? …………………………………… 59
4. 光疗过程中应注意些什么? ……………………………………… 60
5. 哪些情况下不能进行紫外线治疗? ……………………………… 61
6. 什么是强氧化离子水浴? ………………………………………… 62

第三节　中医外治银屑病 …………………………… 63

1. 什么是中药药浴? ………………………………………………… 64
2. 什么是艾灸疗法? ………………………………………………… 65
3. 银屑病患者如何做耳穴养生操? ………………………………… 66
4. 耳穴压丸疗法对银屑病有哪些好处? …………………………… 67

第四节　正确使用外用药 …………………………… 68

1. 银屑病的外用药有哪些? ………………………………………… 69
2. 什么是膏剂、溶液剂、洗剂? …………………………………… 70
3. 如何保存外用药? ………………………………………………… 71
4. 激素类外用药的不良反应有哪些? ……………………………… 72
5. 使用激素类外用药时要注意什么? ……………………………… 73
6. 膏剂应该怎么涂抹? ……………………………………………… 74
7. 使用水剂外用药有哪些注意事项? ……………………………… 75
8. 如何掌握外用药的用量? ………………………………………… 77
9. 用药之前需要清洁皮肤吗,可以直接用手涂抹药膏吗? ……… 79
10. 外用药一天抹几次合适? ………………………………………… 80
11. 同时使用多种药物时,应该先用哪种后用哪种? ……………… 81
12. 两种外用药应该如何交替使用? ………………………………… 82

13. 可以全身都用药吗？头部用药时需要剃去头发吗？ ……… 83
14. 特殊部位该如何涂抹药物？ …………………………… 84
15. 抹完药之后过敏了，该怎么办？ ……………………… 85
16. 什么是外用药封包疗法？ ……………………………… 86

第三章　银屑病检查那些事儿 ……………… 87

1. 入院后常规检查有哪些？ ……………………………… 88
2. 复查时需要做哪些检查？ ……………………………… 90
3. 生物制剂治疗前筛查及治疗期间监测的项目是什么？ … 91
4. 皮肤镜可以帮助诊断银屑病吗？ ……………………… 92
5. 皮肤 CT 可以帮助诊断银屑病吗？ …………………… 93
6. 皮肤组织病理检查可以帮助诊断银屑病吗？ ………… 94
7. X 线、磁共振都可以诊断关节病型银屑病吗？ ……… 95
8. 长期口服免疫抑制剂需要做哪些检查？ ……………… 96

第四章　银屑病患者的情绪管理 ……………… 97

第一节　不做心情的奴隶 ………………………… 98

1. 银屑病患者存在哪些不良情绪？ ……………………… 99
2. 影响心理状态的因素有哪些？ ………………………… 100
3. 为什么情绪对病情影响很大？ ………………………… 102
4. 心理治疗对银屑病真的有用吗？ ……………………… 103
5. 如何区分焦虑和焦虑症？ ……………………………… 104
6. 焦虑对银屑病有什么影响？ …………………………… 106
7. 什么是 A 型性格，与银屑病有关吗？ ………………… 107

第二节　做情绪的主人 …………………………… 108

1. 如何保持积极的情绪？ ………………………………… 109
2. 什么是腹式呼吸放松训练？ …………………………… 110

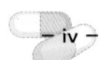

3. 生物反馈疗法是什么？ ………………………………… 111

　　4. 什么是中医五行音乐疗法？ …………………………… 112

第五章　银屑病患者的运动秘籍 ……………… 113

　　1. 为什么银屑病患者要多运动？ ………………………… 114

　　2. 银屑病患者应该如何运动？ …………………………… 115

　　3. 银屑病患者可以游泳吗？会传染给其他人吗？ ……… 117

　　4. 银屑病患者练习瑜伽时应注意什么？ ………………… 118

　　5. 八段锦对银屑病患者有哪些好处？ …………………… 119

　　6. 缺乏体育锻炼会加重银屑病吗？ ……………………… 120

　　7. 为什么有时候运动会加重皮损呢？ …………………… 121

　　8. 为什么银屑病患者运动时不爱出汗？ ………………… 122

　　9. 微汗低强度运动对银屑病患者有哪些好处？ ………… 123

第六章　银屑病患者吃什么，怎么吃 ………… 124

　　1. 如何健康吃肉？ ………………………………………… 125

　　2. 蔬菜水果怎么选？ ……………………………………… 126

　　3. 需要忌食"发物"吗？ ………………………………… 128

　　4. 需要忌食牛羊肉吗？ …………………………………… 129

　　5. 光疗患者要当心哪些"吸光"食物？ ………………… 130

　　6. 银屑病患者可以饮酒吗？ ……………………………… 131

　　7. 银屑病患者能喝茶吗？ ………………………………… 132

　　8. 银屑病患者能喝牛奶和饮料吗？ ……………………… 133

　　9. 银屑病患者能吃海鲜吗？ ……………………………… 134

　　10. 银屑病患者能吃腌制食物吗？ ………………………… 135

　　11. 银屑病患者能吃油炸食物吗？ ………………………… 136

　　12. 银屑病患者能吃辛辣刺激的食物吗？ ………………… 137

　　13. 银屑病患者能吃生冷食物吗？ ………………………… 139

14. 银屑病患者能吃甜食吗? ………………………………………… 140

第七章 养成良好的生活习惯 ………………… 141

第一节 日常护肤注意事项 …………… 142

1. 银屑病患者如何选择贴身衣物? ……………………………… 143
2. 银屑病患者如何洁面? …………………………………………… 144
3. 银屑病患者可以使用化妆品吗? ………………………………… 145
4. 银屑病患者可以烫发和染发吗? ………………………………… 146
5. 得了银屑病,还可以美甲吗? …………………………………… 148
6. 银屑病患者可以文眉吗? ………………………………………… 149
7. 得了银屑病后,是否需要每天洗澡? …………………………… 150
8. 洗浴时是不是水温越高越好? …………………………………… 151
9. 洗澡时可以用沐浴露吗? ………………………………………… 152
10. 搓澡会加重皮损处的损伤吗? …………………………………… 153
11. 沐浴后如何护肤? ………………………………………………… 154
12. 银屑病患者适合日光浴吗? ……………………………………… 155

第二节 日常生活注意事项 …………… 156

1. 居住环境对银屑病患者有哪些影响? …………………………… 157
2. 熬夜会诱发银屑病吗? …………………………………………… 158
3. 为什么有时候控制不住总想挠? ………………………………… 159
4. 搔抓对皮肤会产生哪些刺激? …………………………………… 161
5. 缓解瘙痒的小妙招有哪些? ……………………………………… 162
6. 瘙痒与疼痛真的会"相爱相杀"吗? …………………………… 163
7. 银屑病患者可以献血吗? ………………………………………… 164
8. 睡眠障碍对银屑病患者有怎样的影响? ………………………… 165
9. 如何提高银屑病患者的睡眠质量? ……………………………… 166
10. 高原环境对皮肤的影响体现在哪些方面? ……………………… 167

第八章　儿童银屑病知多少 …………………… 169

第一节　认识儿童银屑病 ………………… 170
1. 儿童银屑病的特殊类型有哪些? …………………… 171
2. 儿童银屑病会传染吗? ……………………………… 172
3. 激素类药膏会影响儿童生长发育吗? ……………… 173
4. 父母有银屑病,会遗传给孩子吗? ………………… 174
5. 得了银屑病,皮肤上的"斑斑点点"会不会留疤? …… 175
6. 得了银屑病后,孩子心理上会有什么变化? ……… 176
7 家长应如何帮助孩子应对银屑病? ………………… 177

第二节　儿童银屑病的治疗与护理 ……… 179
1. 儿童银屑病的治疗与成人有哪些不同? …………… 180
2. 治疗期间可以接种疫苗吗? ………………………… 181
3. 中药对儿童银屑病有效吗? ………………………… 183
4. 窄谱 UVB 可以治疗儿童银屑病吗? ……………… 184
5. 银屑病儿童在饮食方面应注意什么? ……………… 185
6. 银屑病儿童是否可以接触宠物? …………………… 186
7. 银屑病患儿可以使用激素类外用药吗? …………… 187

第九章　银屑病共病护理 …………………… 188
1. 什么是银屑病共病? ………………………………… 189
2. 银屑病共病有哪些? ………………………………… 190
3. 常见银屑病共病的诊断标准有哪些? ……………… 191
4. 银屑病共病的治疗方法有哪些? …………………… 192
5. 银屑病合并高血压的护理要点有哪些? …………… 193
6. 银屑病合并冠心病的护理要点有哪些? …………… 195
7. 银屑病合并脑卒中的护理要点有哪些? …………… 197
8. 银屑病合并高脂血症的护理要点有哪些? ………… 199

9. 银屑病合并肥胖症的护理要点有哪些? ………………………… 201
10. 银屑病合并慢性阻塞性肺疾病的护理要点有哪些? …………… 203
11. 银屑病合并糖尿病的护理要点有哪些? ………………………… 205

参考文献 …………………………………………… 207

第一章　解秘银屑病

第一节 银屑病的前世今生

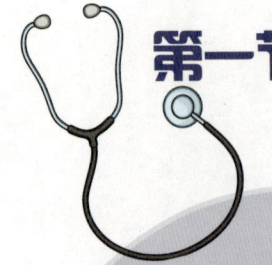

银屑病的英文名称是"psoriasis",是一种常见并易复发的慢性炎症性皮肤病。

关于银屑病的最早记载见于距今大约 3000 年的摩西《旧约全书》。18 世纪,英国医生 Robert Willian 将银屑病作为一个独立的疾病进行了观察描述。

19 世纪中期,维也纳大学的 Ferdinand Hebra 和 Heinrich Auspitz 医生先后对银屑病的临床表现做出了更为完整、准确的描述,并以 Auspiz 命名了银屑病三联征。20 世纪中期,"银屑病"取代"牛皮癣"成为该病的正式名称。

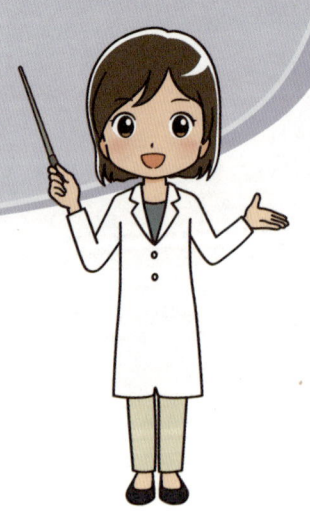

1. 银屑病会遗传吗?

银屑病具有一定的遗传背景,10%~30%的银屑病患者有家族史。曾有研究发现,父母双方都正常的,子女大约有10%的概率会患银屑病;而父母中有1人患银屑病,子女大约有20%的概率会发病;若父母双方都患银屑病,则子女的发病率会升高至70%。

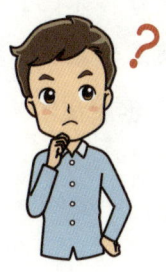

我祖祖辈辈都没有得银屑病,我的病又是从哪里来的呢?

银屑病是一种复杂的多基因遗传病,是遗传与相关环境因素交互作用才发病的。所以,即使没有家族病史,也不一定完全不得病。同样,即使带有银屑病基因,也并不一定都发病。

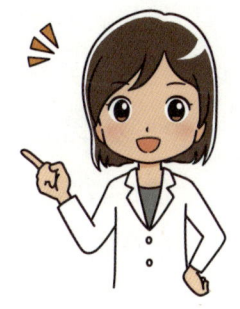

如果您已经患了银屑病,也不用整天提心吊胆,担心子女得病,因为银屑病基因需要各种内外环境因素的激发才会表达出来。担心害怕不但解决不了问题,反而增加心理压力,因此病友们应该正确对待,保持健康的生活习惯,尽量避免各种诱发因素。

2. 银屑病会传染吗？

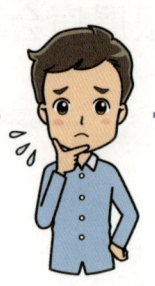

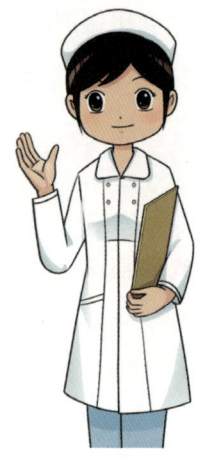

大家不用担心，银屑病是不会传染的。我工作这么多年了，每天都给银屑病患者输液，并没有被传染上，是不是用事实证明了银屑病不传染？

银屑病不会传染。传染病是由各种病原体引起的疾病，通过某种途径传播到另一人身上。银屑病是由多种内外环境因素相互作用引发的一种多基因遗传病，无病原体，因此无法传染。

但是需要注意，如果皮损处比较痒也不要挠，以免因为搔抓而引起同形反应，从而造成皮损的扩散或者继发感染等加重病情。

3. 银屑病能被根治吗？

银屑病不能被"根治"，但它不是不治之症，是可以治愈的，只是较容易复发。

银屑病是整体机能状态失衡以后的皮肤表现，原因可能是多方面的，如免疫力低下、工作压力导致心情变差、气候变化影响皮肤代谢等。

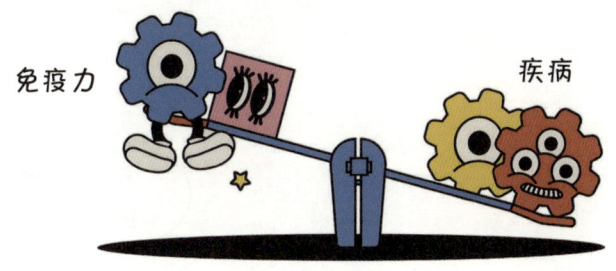

现有的治疗方法有药物治疗、物理治疗，能够逐渐清除皮损，缓解瘙痒症状，但还没有哪一种治疗方案能够使银屑病永远不复发。

4. 银屑病的发病与性别和年龄有关吗？

银屑病的发病从性别方面来说无明显差异。

在发病年龄方面，从刚出生的婴儿到90多岁的老人均可发病，但以青壮年居多，发病年龄高峰为15～30岁，且表现出女性发病早于男性的特点。据统计，女性初发年龄为13～20岁，男性为18～25岁。

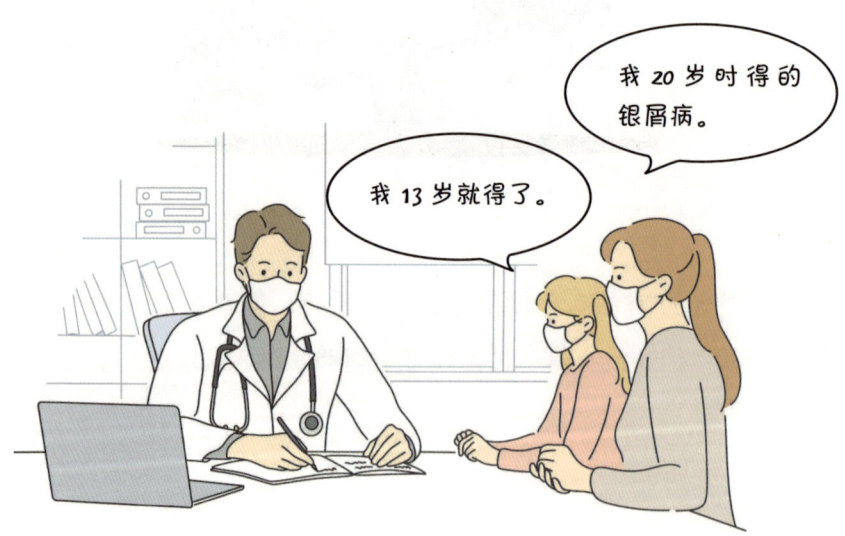

5. 患银屑病的人多吗？有没有地区差异？

银屑病的患病率在世界各地差异较大，与种族、居住环境等因素有关。根据世界卫生组织统计，全球约有上亿人患银屑病，不同地区的患病率存在差异。欧美地区高于亚洲地区，患病率为 2%～4%。首次发病以青壮年为主，性别之间没有明显不同。大部分患者的症状都是冬重夏轻，部分患者发病无明显季节性。

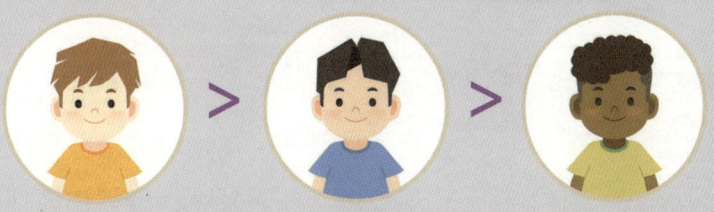

流行病学调查结果显示，我国银屑病发病率约为 0.47%，有超过 700 万银屑病患者，患病率北方高于南方，城市高于农村。现代生活节奏加快，生活压力增大，加之各种环境因素刺激作用，故银屑病患病率逐年增高。

6. 银屑病与哪些皮肤病看上去很相似？如何区别？

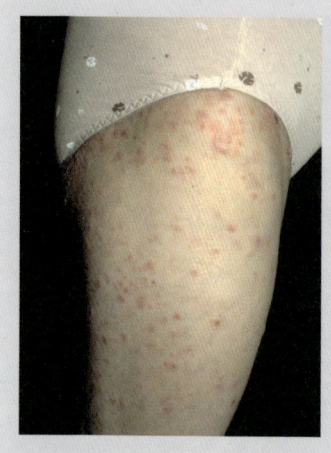

副银屑病也称类银屑病，虽然与银屑病的名称和症状相似，但却是另一种皮肤病。副银屑病与银屑病的不同首先表现在发病部位上，银屑病经常在头、脸部出现，而副银屑病主要出现在躯干、四肢，罕见于掌跖、头面部和黏膜；其次，副银屑病皮损处鳞屑较薄，一般没有"薄膜现象"及"点状出血"。

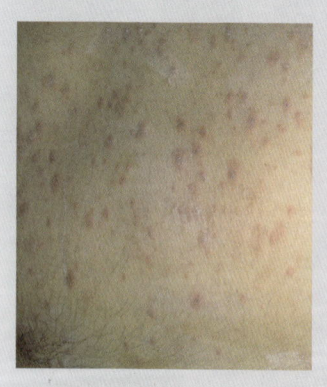

玫瑰糠疹是一种红斑丘疹鳞屑性急性炎症性皮肤病，皮损以被覆糠秕状鳞屑的玫瑰色斑丘疹为特征，皮损长轴与皮纹方向走行一致，开始为一个母斑，1~2周后分批出现分布广泛的继发斑。病程有自限性，皮疹可在3~8周内自行消退，一次发病后可获得终身免疫，一般不再发病。

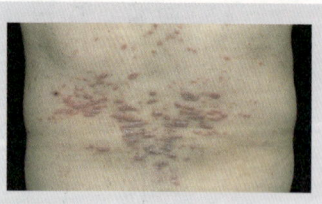

扁平苔藓的皮疹多为紫红色丘疹，密集成片，表面有蜡样光泽，可见网状纹理，鳞屑薄而紧贴，不易刮除，常有剧烈瘙痒。

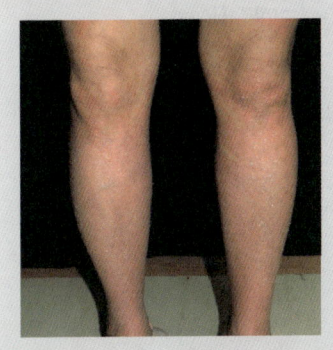

毛发红糠疹的斑片周围常能见到毛囊角化性丘疹，表面覆盖细小鳞屑，不易剥脱，掌趾部往往有过度角化。

银屑病 ≠ 牛皮癣

"牛皮癣"这一病名历史悠久，将皮损称为"牛皮"，可有两种理解：一是本病反复发作而且难以根治，其"韧性，犹如牛皮"；二是有些患者的皮疹因反复发作治疗后，变得肥厚、暗红，互相融合成斑块，表面呈皮革状，而鳞屑较少，好像牛身上的皮肤。牛皮癣的范围大于银屑病，其不仅包括银屑病，还包括局限性神经性皮炎、肥厚扁平苔藓等。

7. 判断银屑病严重程度的指标有哪些？

🏷 **PASI（银屑病皮损面积和严重程度指数）**

这是临床上评估银屑病严重程度最常用的指标，广泛应用于评价银屑病治疗效果。

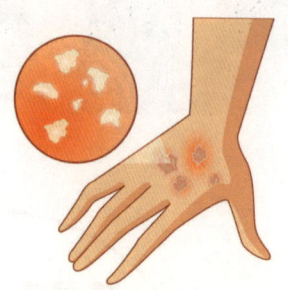

🏷 **BSA（皮损体表面积）**

将患者单个手掌及手指屈侧面积定义为人体表面积的 1%，评估患者全身皮损面积总和为多少个手掌面积，以 BSA 记录。

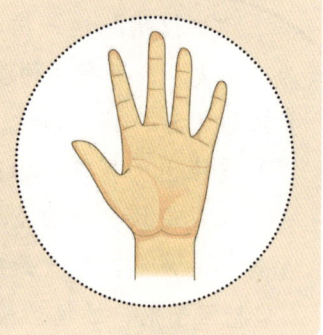

🏷 **DLQI（皮肤病生活质量指数）**

评估前一个星期患者主观感受到的因疾病对生活质量所造成的影响。

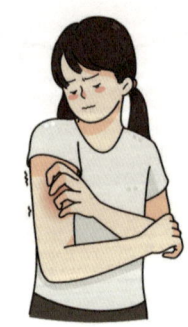

8. 银屑病按严重程度可以分为哪几级？

在银屑病严重程度分级方面，《中国银屑病诊疗指南（2023版）》保留了2018版指南的"三分法"，将银屑病严重程度分为轻度、中度和重度3级。分级标准见下表。

银屑病严重程度临床分级标准

类别	轻度	中度	重度
分级指标	BSA < 3% PASI < 3 分 DLQI < 6 分	3% ≤ BSA < 10% 3 分 ≤ PASI < 10 分 6 分 ≤ DLQI < 10 分	BSA ≥ 10% PASI ≥ 10 分 DLQI ≥ 10 分
分级表现	疾病不改变患者的生活质量；患者能将疾病的影响最小化，不需要治疗；治疗措施没有已知的严重不良反应（如外用糖皮质激素）	疾病改变了患者的生活质量；患者期望治疗能够提高生活质量；治疗措施不良反应最小，尽管治疗不便、价格昂贵、耗时、疗效不完全，但患者认为对其近期和远期的健康状态均无影响	疾病严重影响患者的生活质量；对具有最小不良反应的治疗措施效果不佳；患者愿意接受对生命状态有不良反应的治疗方式，以缓解或治愈疾病

注：BSA，皮损体表面积；PASI，银屑病皮损面积和严重程度指数；DLQI，皮肤病生活质量指数。

9. 医生经常说的 PASI 评分到底是什么？

PASI 评分是国际通行的银屑病皮损面积和严重程度的评价方法，具体评分标准如下。

PASI 评分标准

项目	项目评分标准	评分部位			
		头部	上肢	躯干	下肢
红斑	0 分 = 无；1 分 = 轻度；2 分 = 中度；3 分 = 重度；4 分 = 极重度				
浸润					
脱屑					
皮损面积	0 分 = 无皮损；1 分 =1%~9%；2 分 =10%~29%；3 分 =30%~49%；4 分 =50%~69%；5 分 =70%~89%；6 分 =90%~100%				
PASI 各部位分数	PASI（头部）=0.1×（红斑+浸润+脱屑）× 皮损面积				
	PASI（上肢）=0.2×（红斑+浸润+脱屑）× 皮损面积				
	PASI（躯干）=0.3×（红斑+浸润+脱屑）× 皮损面积				
	PASI（下肢）=0.4×（红斑+浸润+脱屑）× 皮损面积				
PASI 总分	头部、上肢、躯干、下肢的 PASI 分数之和				

第二节 诱发或加重银屑病的罪魁祸首

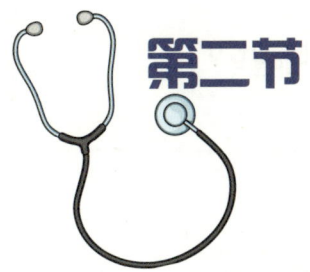

无论哪一种疾病，都不是无缘无故发生的。我们想要战胜某一种疾病，首先需要了解其病因，这样才更有利于我们对该疾病的治疗，这就是对症下药。那么，银屑病到底是由哪些原因引起的呢？下面，我们就来盘点一下，诱发和加重银屑病的罪魁祸首。

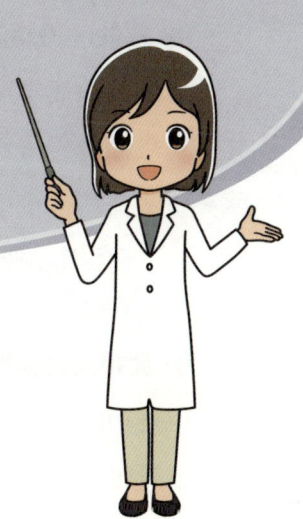

1. 诱发或加重银屑病的因素有哪些？

🏷 感染因素

上呼吸道感染，比如扁桃体炎、慢性咽炎等，可通过诱导机体免疫紊乱引发银屑病。

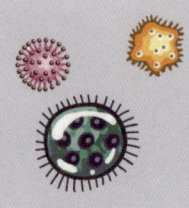

🏷 精神因素

精神因素对银屑病的发生和加重影响很大，如精神紧张、抑郁、性格偏执等，都可能诱发本病。

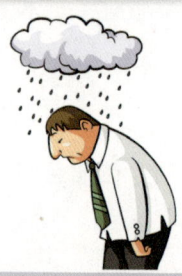

🏷 皮肤屏障功能降低

皮肤的角质层可阻止外部环境中刺激物和过敏原的侵入，同时还能防止体内的水分流失，就像皮肤的屏障一样，一旦屏障功能受到损害，便容易诱发本病。

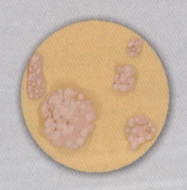

🏷 免疫功能紊乱

免疫功能是指机体具有保护自己免受其他物质损害的特性，而在银屑病皮损中，表皮和真皮内都有过多活化了的T细胞，因此，有研究认为，免疫功能紊乱也是本病的诱因。

🏷 药物因素

临床研究结果表明，某些药物如非甾体抗炎药、抗疟药、β受体阻滞剂等，可诱发或加重银屑病。

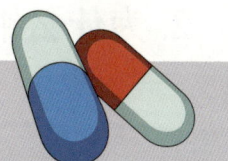

🏷 饮酒

银屑病患者不能饮酒。饮酒会增加银屑病患者发生心血管不良事件的风险，同时导致原有皮损加重。

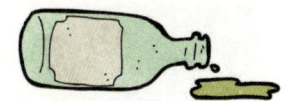

🏷 环境污染

在环境污染严重的地区，银屑病患病率明显高于非污染地区。

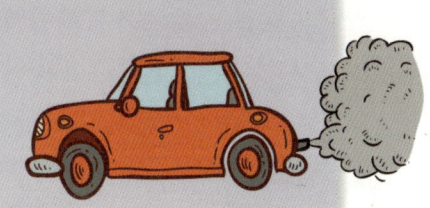

🏷 气候干燥、寒冷

气温变化幅度小，银屑病发病率低，气温变化幅度大则发病率高。一般认为环境寒冷和干燥都可能成为不利因素，促使银屑病发病。

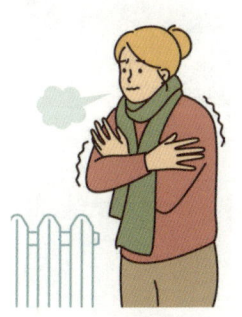

2. 为什么银屑病会反复发作？

银屑病皮损就像大街上遍布的小广告，清除一批后，不久就又出现了一批，反反复复。为什么会这样呢？

未规避诱因	银屑病是多种因素相互作用引起的慢性鳞屑性皮肤病，由于病因较为复杂，患者很难找到自身真正的发病因素，并针对诱因进行有效规避
未听医嘱	对于银屑病患者而言，除了规范治疗，平时的生活管理同样重要。如果病情稳定后便放松警惕，不遵循医嘱，重新拾起那些对病情不利的坏习惯，便很容易引起复发
诊疗不规范	有些银屑病患者，轻信市面上宣称能根治银屑病的祖传秘方、偏方，结果不仅浪费了金钱，还耽误了治疗，导致银屑病复发、加重
其他因素	天气变化、抵抗力下降、反复上呼吸道感染、长期生活在过于干燥或黑暗潮湿的环境中等，都是导致银屑病复发的常见因素

3. 为什么皮肤受伤会诱发银屑病？

　　22岁的小赵是一名大学生，第一次来就诊时，他非常忧郁和惶恐。小赵自述，一年前的夏天踢足球时腿受伤了，学校医务室的医生用纱布为他进行了包扎。因为运动时磕碰受伤很常见，所以小赵当时并没有太在意。后来洗澡弄湿了纱布，没及时更换，没多久小赵便发现伤口化脓了，治疗后腿上留下了瘢痕。过了一段时间，小赵发现瘢痕周围经常发痒、发红，还会脱皮，但他仍然没有太在意。半年以后，小赵四肢的其他部位也陆续出现红斑、脱屑、发痒的症状，面部也有红斑，额头部位尤其明显，被诊断为银屑病。小赵的银屑病便与他之前受的外伤有很大关系。

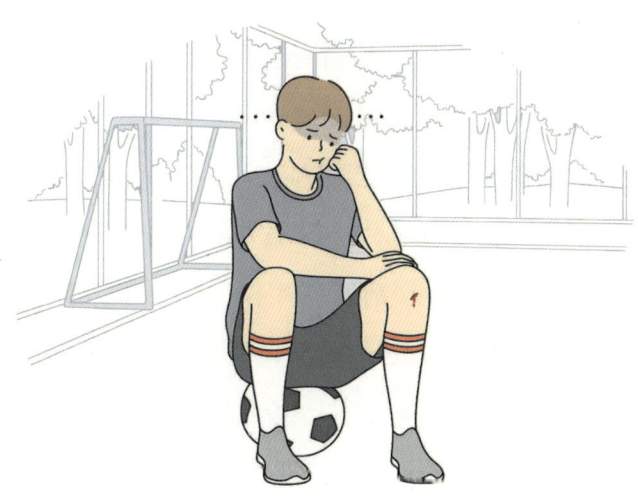

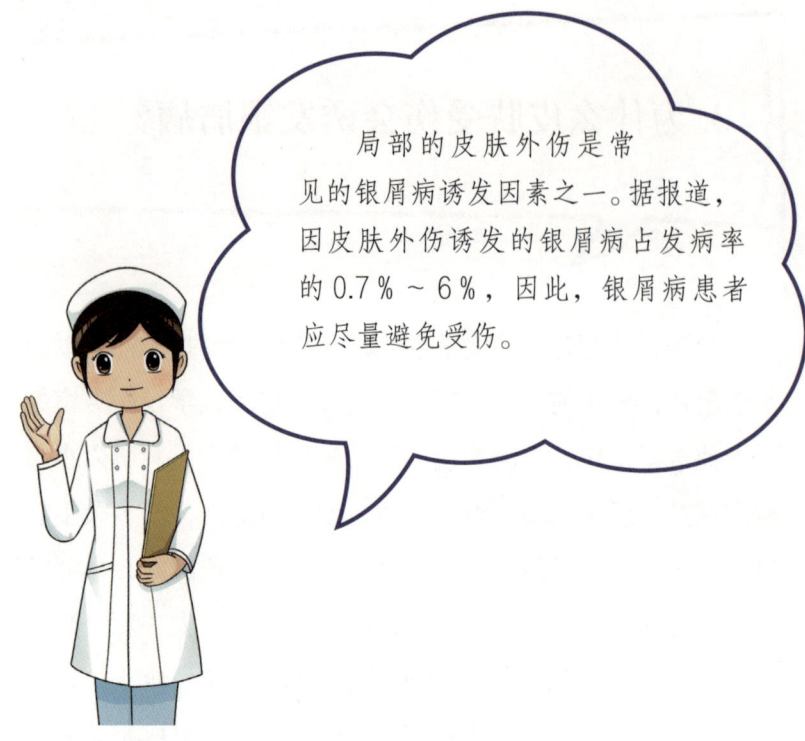

局部的皮肤外伤是常见的银屑病诱发因素之一。据报道,因皮肤外伤诱发的银屑病占发病率的0.7%～6%,因此,银屑病患者应尽量避免受伤。

那么,哪些皮肤外伤容易诱发银屑病?我们来看看。

擦伤:擦伤引发的初发皮损一般仅局限在患者双肘或双膝关节处,这可能是关节长期与衣物摩擦,伤及表皮所致。运动时易发生碰撞跌倒,导致皮肤擦伤,因此银屑病患者要选择纯棉的衣物,剧烈运动时要戴上护具。

挠抓伤:有的患者因蚊虫叮咬或叮咬后挠抓,可出现局部皮损久不愈合,并逐渐扩至全身,因此银屑病患者要防止蚊虫叮咬。

意外伤:理发时剃破头皮、刮胡子时不小心割伤皮肤、烫伤等都可能诱发银屑病,甚至烫发染发也能诱发。

手术伤:有的患者在肌内注射、静脉注射、静脉滴注,或针刺治疗后,针眼处变红,继而出现小丘疹,渐渐可发展为银屑病。还有的患者在手术、X线光疗、电疗后,伤口处会出现银屑病皮损,进而泛发至全身。

4. 切除扁桃体会减轻银屑病症状吗？

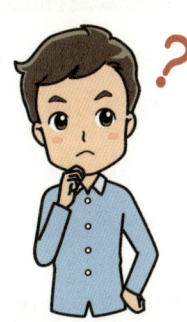

🏷 扁桃体炎是否会引起或诱发银屑病

正常情况下，扁桃体对病菌感染有一定的防御作用，参与人体免疫调节。扁桃体炎属于耳鼻喉科多发病和常见病，尤其在青少年群体中，发病率非常高，主要表现为咽部不适、扁桃体红肿、发热等症状。

扁桃体炎如果反复发作或病情严重，会影响咽鼓管功能，使听力受损，还会引起吞咽困难，也会诱发风湿性关节炎、肾炎、心肌炎等。

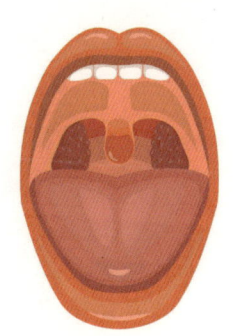

实际上，扁桃体炎和银屑病是免疫功能紊乱的不同表现，两者之间是并列关系，并不是因果关系。比如急性点滴型银屑病，患者发病前往往有急性链球菌感染的病史，而扁桃体亦是链球菌感染的常见部位。

🏷 切除扁桃体能否改善银屑病病情

单纯切除扁桃体既不能彻底治愈银屑病,也不一定能缓解病情。尽管有些研究表明,对于扁桃体炎继发银屑病的患者,切除扁桃体可能有短暂益处,但不久后银屑病仍可能复发。从长远角度看,切除扁桃体与改善银屑病的病情并无相关性。

🏷 哪些银屑病患者适合切除扁桃体

摘除扁桃体需要掌握严格的适应证。扁桃体本身对外界细菌的感染有一定的防御作用,参与人体的免疫调节功能。因此,只有扁桃体的炎症性病变已非常严重时才考虑手术切除。

若为急性扁桃体炎,需在感染得到控制后才可实行扁桃体切除术。与此同时,患者需与医生有效沟通,决定切除时机。

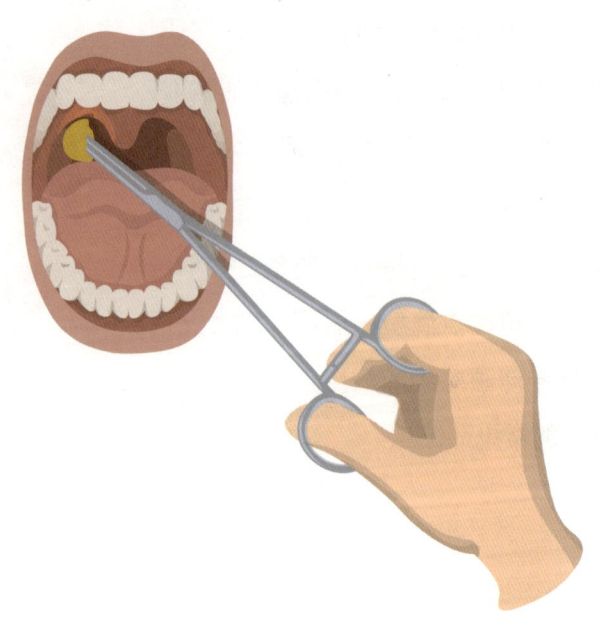

5. 为什么感冒后银屑病会加重？

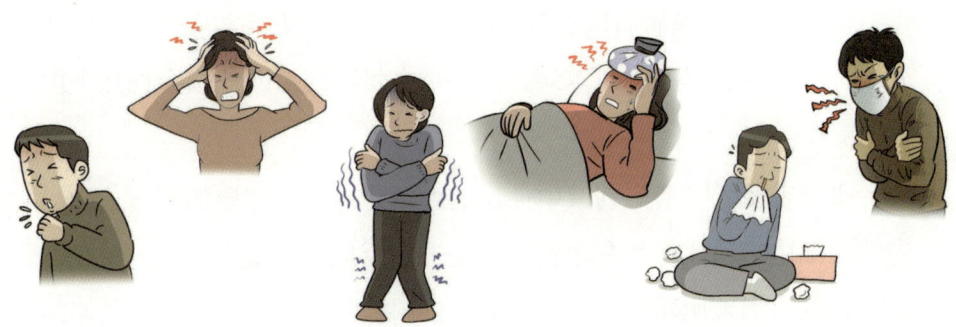

引起银屑病加重或者复发的因素有很多，细菌感染或者病毒感染是导致银屑病加重的主要原因，特别是上呼吸道感染。一方面，细菌会产生毒素，引起机体一系列的变态反应，从而加重银屑病病情；另一方面，病毒感染会导致人体免疫系统出现逆转录酶，从而引起皮肤免疫功能异常，使表皮细胞更替时间缩短，还有大量的毒素因子淤积在真皮乳头层，从而引发乳头层血管炎症，使银屑病病情加重。

一般来说，病毒进入人体后，会刺激免疫系统，从而生成和释放大量的干扰素，以对抗侵犯的病毒。但是，干扰素在清除病毒之后，同时会刺激有银屑病基因的个体，诱导其缺陷基因的表达，继而诱发银屑病。

6. 吸烟会加重银屑病皮损吗？

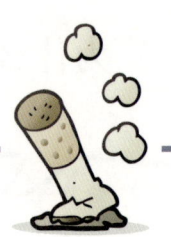

根据2023版银屑病饮食指南推荐，银屑病的发病与吸烟有一定的关系，吸烟可引起或加重本病，尤其是大量吸烟后，皮损会在几天内迅速增多。

研究表明，吸烟可刺激中性粒细胞活化后过氧化酶的释放，增强中性粒细胞的趋化性和黏附性，促进炎症反应，加重银屑病。角质形成细胞具有烟碱胆碱能受体，能激发钙内流和加速细胞分化，长期刺激这些受体可抑制角质形成细胞的黏附及其终末分化。烟雾中氧化物及吞噬细胞激活产生的活性氧均可导致组织氧化损伤。

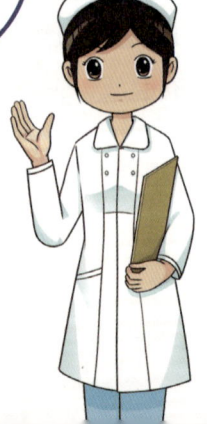

银屑病患者戒烟时尽量要远离吸烟环境，遇见他人吸烟一定要主动避开，主动创造无烟环境。如果感觉嘴巴实在"太寂寞"，可以随时装一些坚果在口袋里，这样既可以缓解无法吸烟的焦躁，还能够补充微量元素，对皮损的恢复很有好处哦！

7. 为什么压力一大，皮损就加重了呢？

皮肤非常"情绪化"，是人体内部心理活动的重要表达器官之一。银屑病是一种心身性疾病，不良情绪如紧张、焦虑、惊恐、愤怒、抑郁、烦恼、悲痛等，以及应激性生活事件如家庭纠纷、亲人病故、工作变迁、考试等，均是银屑病发生、加重和复发的重要因素。

不良情绪与应激事件 → 皮肤感觉神经释放大量乙酰胆碱等物质 → 血管扩张 → 使发炎加剧 → 身体释放大量组织胺 → 刺激角质形成和细胞增殖 → 加重和诱发银屑病

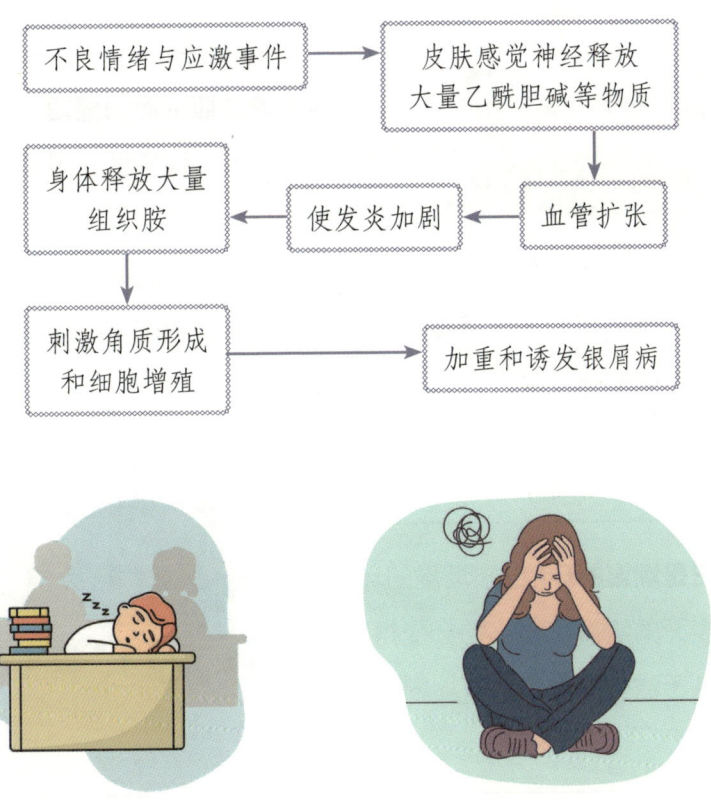

8. 哪些环境容易加重银屑病呢？

一是空气寒冷干燥。 冬天空气相对寒冷且干燥，尤其是北方地区。此时银屑病患者的皮肤屏障功能相对较弱，修复能力较差，且不易保持皮肤湿润，如果未能及时使用保湿剂，就有造成疾病加重的风险。

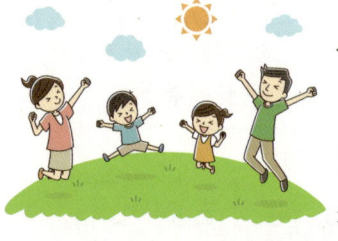

二是紫外线照射时间缩短。 由于日照时间缩短及气温降低，银屑病患者在冬天的户外活动时间缩短，且在户外时穿衣较多，导致皮肤受到紫外线照射的时间缩短。而长波及中波紫外线能在一定程度上起到治疗银屑病的作用，因此日照时间缩短可能导致银屑病加重。

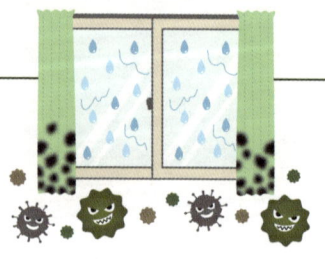

三是潮湿的环境。 在潮湿的环境中，皮肤表面的鳞屑和分泌物会变得更加黏稠，易于滋生细菌，从而加剧银屑病的症状。

第三节 银屑病"四兄弟"

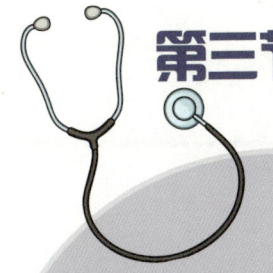

通过银屑病的"前世今生",我们已经了解到银屑病是一种常见的多基因遗传性皮肤疾病,常表现为局限或广泛分布的鳞屑性红斑或斑块。

银屑病可累及全身的皮肤、头皮、关节等,有多种类型,最常见的是寻常型,此外还有关节病型、脓疱型和红皮病型等。

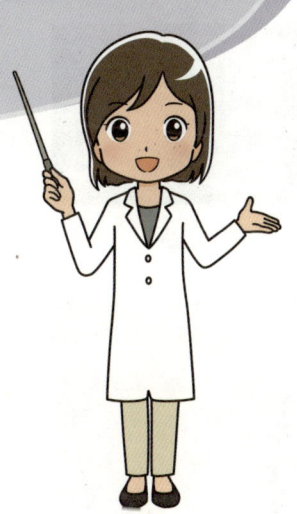

1. 银屑病"四兄弟"长什么样？

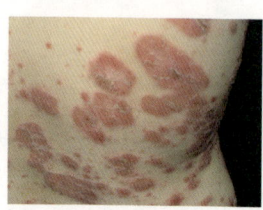

寻常型银屑病：临床上最为常见的类型，表现为红色丘疹或斑丘疹，上面覆盖银白色鳞屑，轻轻刮除鳞屑后显露光滑的薄膜，再刮可出现多个细小出血点。多对称分布在肘部、膝关节等部位。

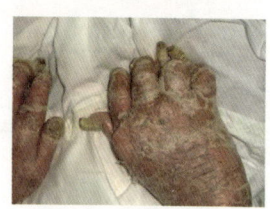

关节病型银屑病：约占银屑病的2%，患者不仅会出现皮肤症状，还会出现关节病变，如在手指、脚趾等关节部位出现红肿、疼痛、活动受限、畸形等情况。

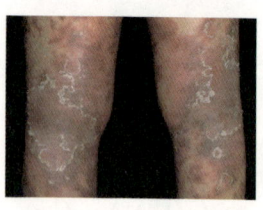

脓疱型银屑病：表现为大小不一的脓疱，可扩大融合形成"脓糊"状，累及手、足、指（趾）甲等部位，可分为局限性和泛发性。泛发性患者伴有发热、寒战等全身症状。

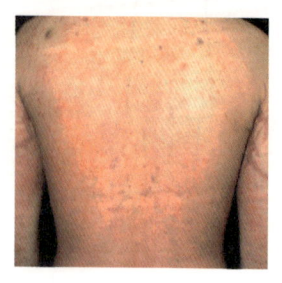

红皮病型银屑病：多因寻常型银屑病急性进行期应用刺激性较强的药物，或长期大量应用激素后停药或减量方法不当所致，表现为全身体表面积的90%以上呈现弥漫性潮红浸润，常伴有发热、畏寒、头痛、全身不适等。

2. 银屑病"四兄弟"之间会互相转变吗?

寻常型银屑病是发病率最高的一种银屑病,但是在一些刺激因素下有可能会转变为其他类型的银屑病。原因有两类,第一类为药物和治疗因素,包括对某些药物过敏引起的同形反应(如四环素等各类抗生素)、外用药的刺激、长时间的紫外线照射刺激、口服或外用糖皮质激素突然停药等;第二类为自身及物理因素,如怀孕、甲状旁腺功能减退等。除此之外,酗酒、精神压力过大、天气改变等都可能导致寻常型银屑病加重,转变为其他类型的银屑病。

当然,较严重类型的银屑病经过适当治疗后,脓疱、红皮或关节症状得到缓解,也可能转变为寻常型银屑病。

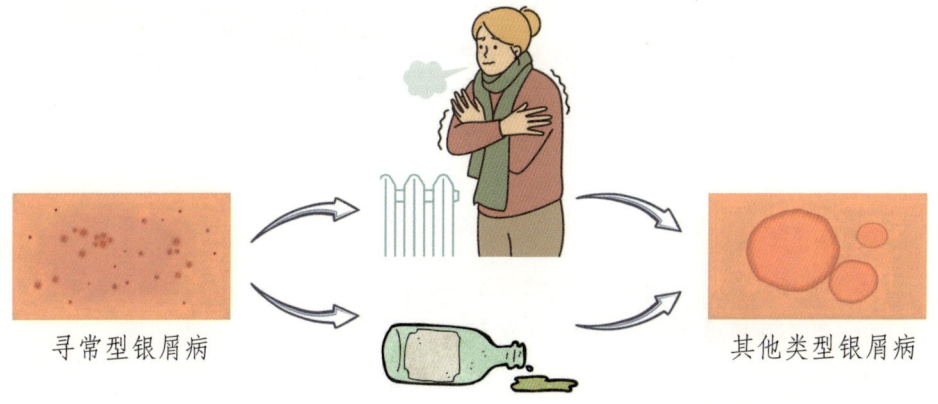

寻常型银屑病　　　　　　　　　　其他类型银屑病

3. 寻常型银屑病病程的三阶段是什么？

第一阶段："青年期"，即进行期，是皮损的急性发作期。这一时期新的皮损不断出现，原有的皮损也不断扩大。

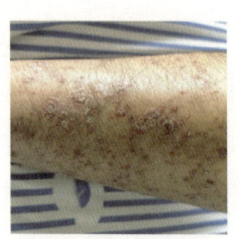

第二阶段："中年期"，即静止期，亦称为稳定期。此期皮损进展基本中止，炎症已不明显，红晕消退，皮损逐步减小、变平，鳞屑减少但仍较多。

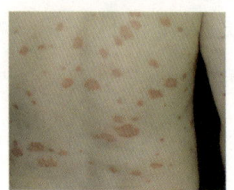

第三阶段："老年期"，即消退期，旧疹不断消退，鳞屑变薄、消失，最终成为淡白色色素减色斑或深褐色色素冷静斑。

Tips
皮损衰退顺序是由进行期转变为静止期，再转为消退期。从部位来看，皮损通常自上肢、躯干开始消退，下肢最后消退且消退速度较慢。

4. 为什么脓疱型和红皮病型银屑病患者更易发热？

脓疱型银屑病和红皮病型银屑病患者全身皮损较严重，造成皮肤屏障受损，导致体温调节紊乱。

脓疱型银屑病大多发病很急，皮损可在数周内泛发全身，血液检查常伴有白细胞及中性粒细胞百分比增高，常可并发肝、肾等器官损害，亦可因继发感染引起发热。

红皮病型银屑病是较少见的一类银屑病，全身皮肤炎性浸润明显，皮肤血管扩张、弥漫性肿胀，各处浅表淋巴结可肿大，口腔、咽部、鼻腔黏膜以及眼结膜均充血发红，因炎性反应明显，所以患者常伴有畏寒、发热等全身症状。

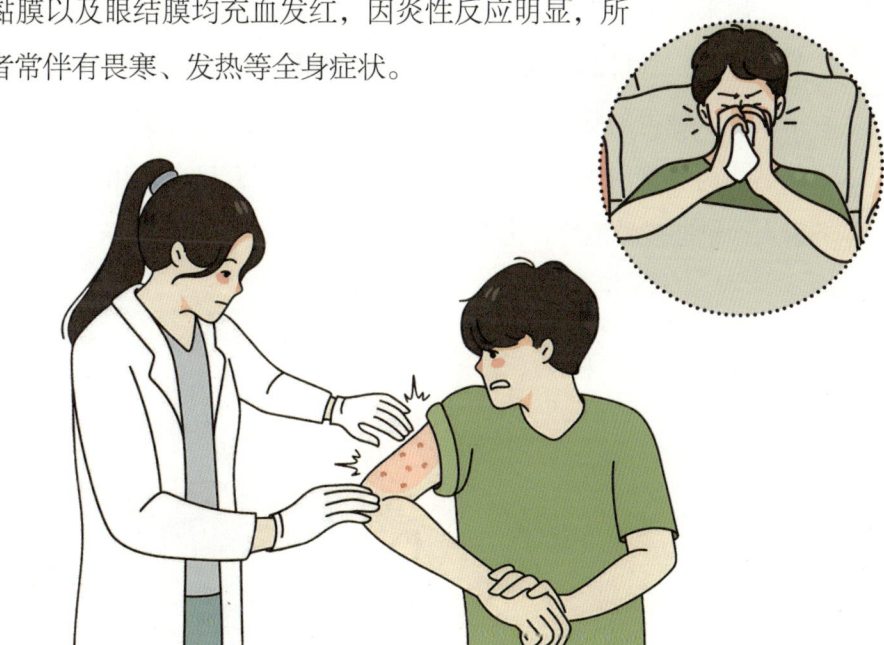

5. 关节疼痛是不是得了关节病型银屑病？

70岁的刘奶奶患关节病型银屑病已有30余年，病痛的折磨使她已经无法正常站立，生活无法自理，甚至每次上厕所都是在床上进行。

刚开始得银屑病时候，刘奶奶的生活并没有受到影响，可是随着患病时间越来越长，关节开始肿胀了，并且隐隐作痛。刘奶奶以为自己得了类风湿关节炎，没有告诉家里人，而是自行贴了几次膏药，结果疼痛不但没减轻，关节肿胀反而更加严重了。尤其是在季节变换或者气候变化的时候，疼痛让她彻夜不眠，下地走路都有些困难。

后来，家人带刘奶奶去骨科就诊。刘奶奶告诉医生自己有7年关节病病史，骨科医生建议她去皮肤科看看。经过皮肤科各项检查后，结果显示她得的竟然是"银屑病"而不是"类风湿关节炎"，难怪之前贴膏药不管用呢。刘奶奶很自责，如果不盲目自行用药，早些告诉家人，早些接受治疗，也许就不用像现在这样只能躺在床上了。

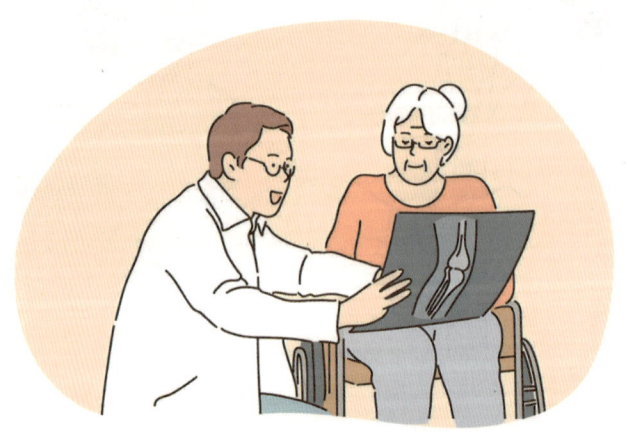

第四节 中医眼中的银屑病

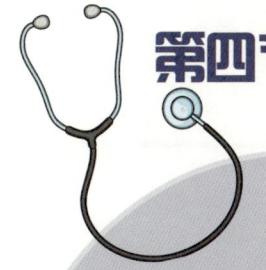

中医中药在银屑病的治疗中占有重要地位。临床实践表明，通过中医的辨证论治、辨病用药，根据银屑病患者的具体情况进行个体化治疗，可有效缓解病情，缩短病程。"辨证论治"是祖国医学指导临床诊治疾病的基本法则，辨证是将望、闻、问、切所搜集到的材料，根据内在的联系进行综合分析、归纳，作出诊断的过程。只有在正确辨证的同时，采取恰当的治疗方法，才能取得预期的效果。中医将银屑病分为三证：血热证、血燥证、血瘀证。

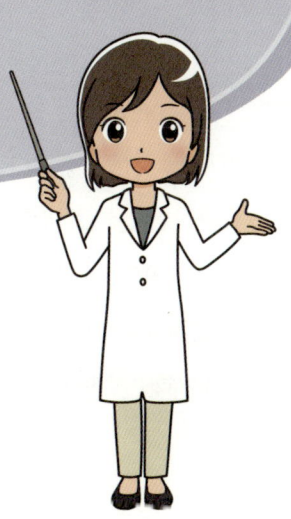

1. 血热证银屑病有哪些表现？

血热证银屑病是指血热内蕴造成的银屑病。中医认为阴血亏虚的人容易出现血热，当达到一定程度，就会造成血热内蕴，导致气血运行不畅。

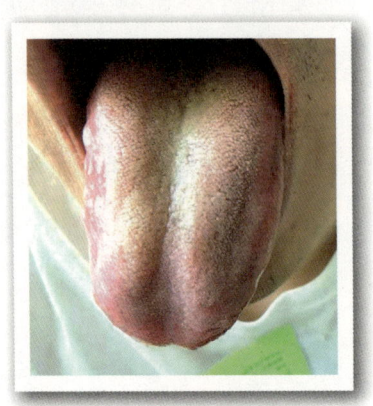

血热证常见于银屑病进行期，表现为皮疹发展比较迅速，泛发潮红，常有同形反应；新发皮疹不断出现，瘙痒明显，鳞屑多不能覆盖红斑；皮疹形状以点滴状为主，且数目较多，颜色以鲜红或者深红为主，轻度浸润，伴有灼热感、瘙痒、口干、舌燥、舌质红、舌苔薄黄或黄腻、咽喉红肿或疼痛不适、扁桃体红肿、大便秘结、心烦易怒、小便短赤等全身症状，脉弦滑或数。

2. 血瘀证银屑病有哪些表现？

血瘀证银屑病是指热入营血，血热互结，血液黏滞而运行不畅，气血不畅则皮肤失于滋养，从而引发银屑病。

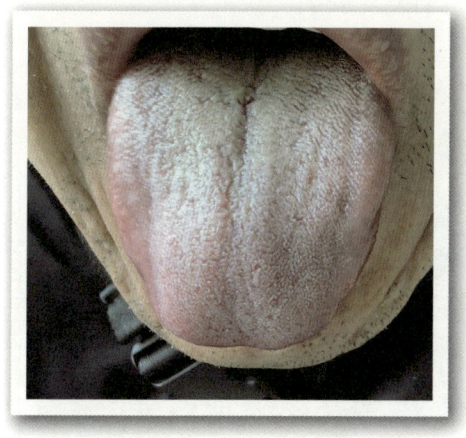

血瘀证常见于银屑病静止期，人体因外伤或者气滞寒凝等原因血行不畅，皮肤斑块经久不退，呈现出地图样的暗红色皮损。患者舌质暗红，可见瘀点，其中女性多有痛经，经血色暗或者夹有血块，舌苔少，脉沉细。

3. 血燥证银屑病有哪些表现？

血燥证多是因生风生燥、肌肤失养。中医认为热能生风，血热时间过长，就会生风生燥，长此以往气血损伤，身体内环境变得干燥，肌肤失去气血滋养，引发皮肤病。

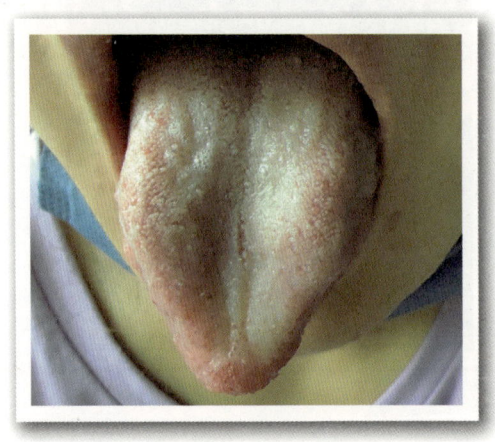

血燥证多见于银屑病静止期或消退期，此时瘙痒和脱屑症状比较明显，潮红减轻，鳞屑减少但附着较紧。临床表现为病程较久，皮疹呈现钱币状或者大片融合，很少有新皮疹出现，全身症状多不明显，女性月经量少，可伴有口干咽燥、舌质淡、舌苔薄白、脉速沉缓或者脉沉细。

第二章　银屑病治疗知多少

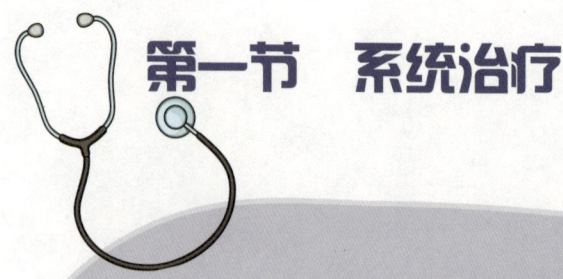

第一节 系统治疗

根据中华医学会皮肤性病学分会银屑病专业委员会发布的《中国银屑病诊疗指南（2023版）》建议，银屑病治疗原则应规范、安全、个体化；应使用目前公认的治疗药物和方法，以安全性为首要，不能一味追求近期疗效，忽略远期可能发生的严重不良反应；应全面考虑自身病情、治疗需求、药物耐受性及不良反应等，制订合理的综合性治疗方案。

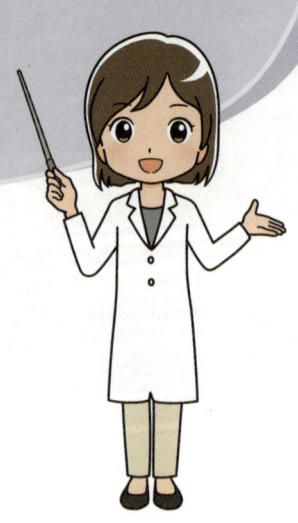

1. 不同类型的银屑病适合什么样的治疗方法?

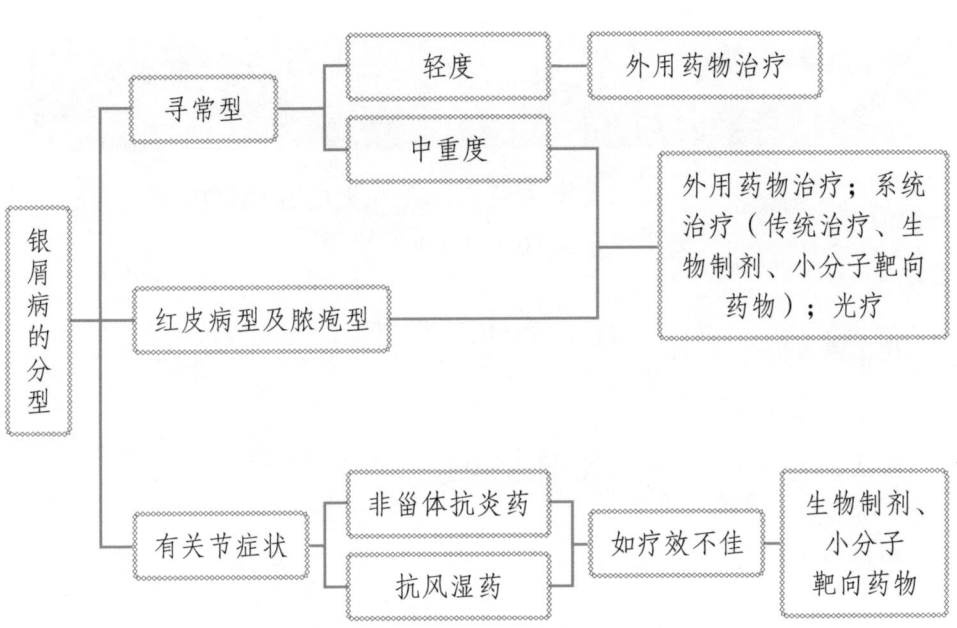

2. 银屑病系统治疗常用药物有哪些？

药物类别	常用药物
维生素类药物	维生素A、维生素B、维生素C、维生素D、维生素E、维生素K等
抗生素类药物	青霉素、大环内酯类抗生素、头孢类抗生素、甲砜霉素等
维A酸类药物	阿维A、维胺酯等
免疫抑制剂	甲氨蝶呤、环孢素、吗替麦考酚酯等
生物制剂	依那西普、英夫利昔单抗、阿达木单抗、司库奇尤单抗、依奇珠单抗、乌司奴单抗、古塞奇尤单抗、佩索利单抗等
小分子靶向药物	阿普米斯特、氘可来昔替尼、托法替布、乌帕替尼
中医中药	中草药、中成药（复方青黛胶囊、丹青胶囊、消银颗粒、苦丹丸、白芍总苷胶囊、紫丹银屑胶囊等）
其他药物	氨肽素、复方氨太素片、复方甘草酸苷等

3. 甘草类、维生素C、钙剂在银屑病治疗中有什么作用?

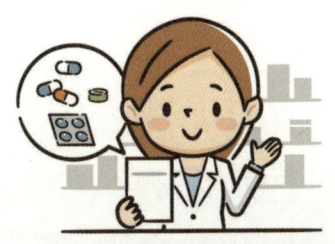

药物类别	常用药物	作用
甘草类	复方甘草酸苷注射液、异甘草酸镁注射液、甘草酸二胺注射液	抗炎、免疫调节
维生素C	维生素C片、维生素C注射液	能够抑制炎症细胞浸润,改善皮肤红斑,促进皮肤愈合,减轻瘙痒
钙剂	氯化钙注射液、葡萄糖酸钙注射液	补钙、抗过敏、增加血管致密性、减轻炎症

4.银屑病患者常用的抗组胺药有哪些?

银屑病患者瘙痒明显的情况下需要使用抗组胺药。那么,常用的抗组胺药有哪些呢?

抗组胺药又称抗过敏药,在皮肤疾病中的应用是非常广泛的。抗组胺药可以分为第一代、第二代和第三代,常见三代抗组胺药的特点与区别如下。

常用的抗组胺药

药物类别	第一代	第二代	第三代
烷基胺类	氯苯那敏	阿伐斯汀	无
乙醇胺类	苯海拉明、氯马斯汀	司他斯汀	无
吩噻嗪类	异丙嗪	无	无
哌嗪类	桂利嗪	西替利嗪	左西替利嗪
哌啶类	赛庚啶	氯雷他定、依巴斯汀、特非那定、咪唑斯汀	地氯雷他定、非索非那定
其他类	酮替芬、多塞平	依匹斯汀、氮卓斯汀	无

抗组胺药的区别

药物类别	优点	不良反应
第一代	效果确切	嗜睡、口干、心悸、便秘等
第二代	抗过敏作用更强、更广	心功能不全者慎用
第三代	抗过敏作用强，起效更加迅速，不良反应更小，几乎无心脏毒性	无

从安全性、不良反应和药物作用时长来看，第三代抗组胺药优势更明显，但在具体应用时还应根据患者具体情况综合考虑，不必非要选用第三代抗组胺药。

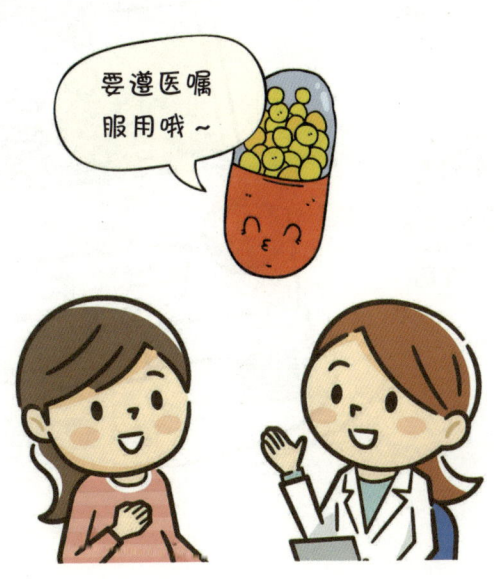

5. 服用抗组胺药后有哪些注意事项？

第一代抗组胺药如氯苯那敏、苯海拉明、异丙嗪、桂利嗪、赛庚啶、酮替芬、多塞平等，服用这些药物后会变得嗜睡、反应迟钝、头晕、头痛、困倦等。所以在服用上述药物后，应避免驾驶机动车以及高空作业等。

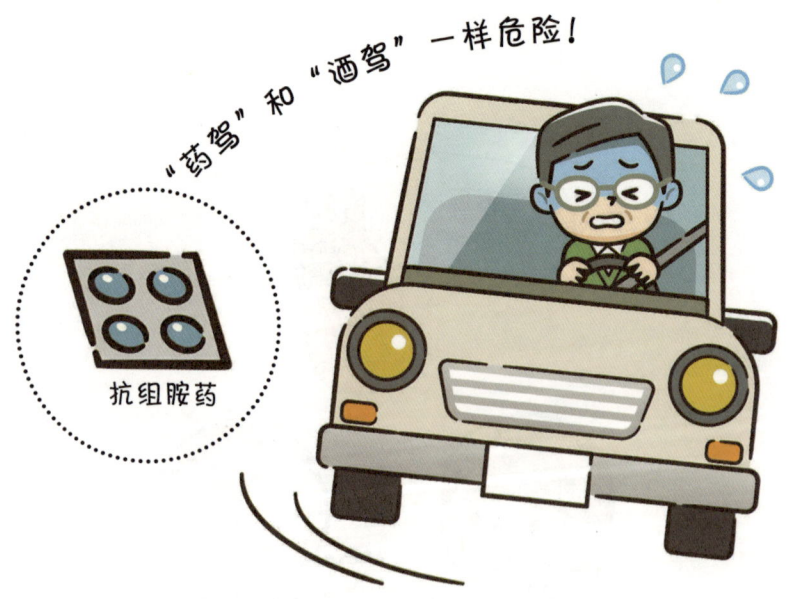

6.什么是糖皮质激素,它能根治银屑病吗?

有的患者在病友群里看到其他患者说,自己使用了一种叫"一针灵"的祖传秘方,然后困扰多年的银屑病就彻底好了,就很心动。那么,这种所谓的"一针灵"是否真的有效呢?

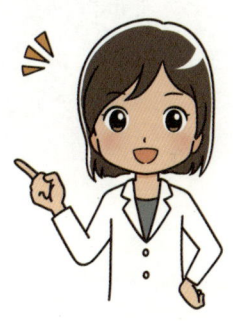

所谓的"一针灵"可能含有超剂量糖皮质激素。一般情况下,不推荐系统(口服、静脉或肌注给药)使用糖皮质激素治疗寻常型银屑病,因其减量或停用后可能导致银屑病复发加重,甚至会转变成红皮病型银屑病及脓疱型银屑病。同时,长期系统使用糖皮质激素后,会出现严重不良反应,因此,虽然其抗炎效果强大,但使用时必须严格掌握适应证,不宜作为治疗首选。

在银屑病治疗中经常会用到外用激素药膏。外用激素药膏涂抹于皮损处，不反应小，具有抗炎、抗过敏、促进皮损消退的作用，但是系统使用糖皮质激素不同于外用激素药膏，因此建议银屑病患者到正规的医疗机构就诊，根据医生的专业判断，制订符合自己病情的治疗方案。至于"偏方""秘方""一针灵"等宣传，绝对不能偏听、偏信，也绝对不要滥用药物！

系统使用糖皮质激素的不良反应有哪些？

系统使用糖皮质激素，会引发感染、消化性溃疡、消化道出血、血压及血糖升高、电解质紊乱、行为异常、骨质疏松、库欣综合征等不良反应，因此在使用激素类药物之前，一定要咨询医生。

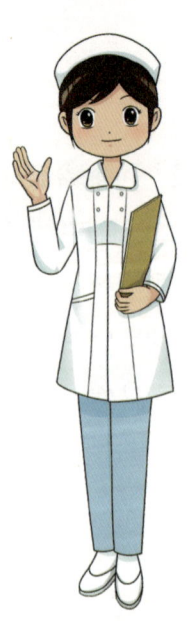

7. 怀孕后可以使用抗组胺药吗？

小静是一个活泼开朗的女孩，如今正在经历着人生中的一段特殊旅程——怀孕。怀孕期间，小静经常会出现皮肤瘙痒和过敏反应，医生告诉她可以通过抗组胺药来缓解症状。但她心存疑虑，因为听说这些药物会对胎儿产生影响，甚至导致胎儿发育不良。那么，怀孕后到底可不可以使用抗组胺药呢？

抗组胺药是皮肤科使用最广泛的系统性药物，孕妇应在医生指导下使用，尽量选用相对安全的第二代抗组胺药。研究表明，氯雷他定、西替利嗪是对于孕妇来说较为安全的抗组胺药。美国食品药品监督管理局将妊娠期用药分为 ABCDX 五类，从 A 到 X，风险依次升高。目前没有属于 A 类的抗组胺药，妊娠期在权衡风险后可首选氯雷他定、西替利嗪。

孕妇是特殊人群，用药需非常谨慎，有些药物对孕妇及胎儿的安全性尚不明确，所以应尽量选择经过广泛测试和验证的药物。部分抗组胺药在妊娠期的应用还需进一步研究，因此应谨慎使用。

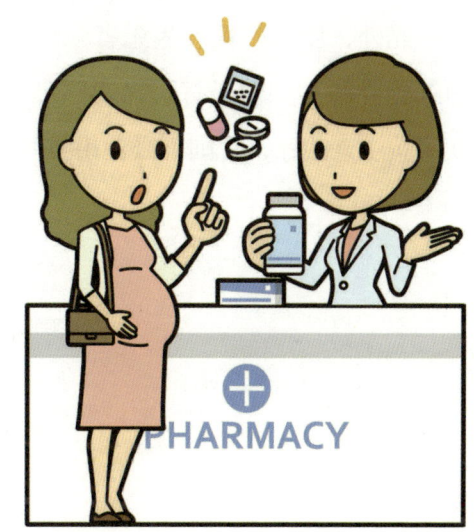

8. 皮损处出现脓疱时必须使用抗生素吗？

大部分患者认为有脓疱就一定要使用抗生素来治疗，但抗生素的使用是有条件的。抗生素并不是万能药，其只针对细菌引起的感染，但有些疾病并非由细菌引起，而是由病毒、真菌、支原体等引起，在这种情况下，抗生素便无法发挥作用。因此，是否使用抗生素，应根据患者的病情及病原体的类型来决定。

银屑病是一种慢性炎症性疾病，遗传、免疫、环境因素均对发病有影响。在环境因素中，感染与银屑病关系最为密切。脓疱型银屑病是临床较少见的较重银屑病类型，虽然发病初期皮损是以无菌性脓疱为主，但在病程中可能会继发多种病菌感染，进而加重皮损及病情，这时便需要抗感染治疗。

此外，脓疱型银屑病患者多伴有发热、白细胞升高等，如果有明确的感染证据，可使用抗生素治疗，否则不必使用抗生素。

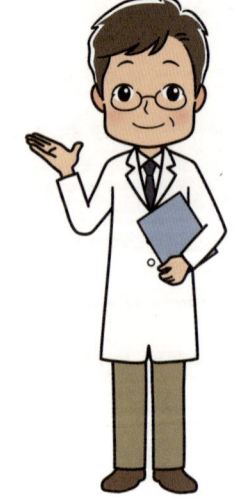

9. 常用的免疫抑制剂有哪些？

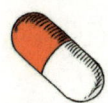
环孢素A：一种强效的免疫抑制剂，可以有效地抑制体内的炎细胞，阻止炎症的发生，从而缓解病情，主要用于严重的银屑病。

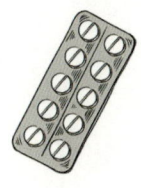
甲氨蝶呤：常作为斑块状银屑病的首选系统药物，具有非常强的免疫抑制作用，由于其不良反应较严重，因此仅适用于中重度银屑病患者。

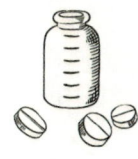
雷公藤多苷：雷公藤根芯的提取物，具有祛风除湿、清热解毒的功效，对上皮细胞增殖有直接抑制作用，对银屑病角质形成细胞生长和增殖有明显的抑制作用。

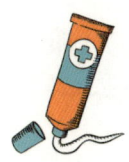
他克莫司：从链霉菌中分离出的发酵产物，是一种大环内酯类抗生素，也是一种强力免疫抑制剂。

10. 使用免疫抑制剂时应该注意什么？

　　免疫抑制剂会降低人体免疫力，患者极易发生感染。因此患者要积极预防感染，注意卫生，勤洗手、尽量不去人群密集的公共场合，注意保暖，避免感冒。

　　免疫抑制剂会对肝肾功能造成损害，可能会导致转氨酶升高，影响正常的新陈代谢，因此要定期检查肝功能。大部分患者在停药或酌情减量后，肝功能会有所好转。肾功能损伤时可能会出现少尿、血尿等问题，要注意观察尿量情况，定期监测肾功能，用药期间增加饮水量，勤排尿。

　　遵医嘱服药，不可自行调整药物剂量或停药，避免过量服用对肝肾造成损伤。

　　服药不规律会导致免疫抑制强度的波动，务必按时服用，服药期间避免漏服、多服或少服等情况。同期使用其他药物要谨慎，未经医生同意的药物，不可擅自服用，以免影响免疫抑制剂的作用或出现其他的不良反应。

11. 服用阿维A，停药后多久可以怀孕？

医生，我去年得了银屑病，医生开了口服药物阿维A。我现在已经停药2个月了，可以怀孕吗？

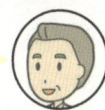
目前还不能怀孕，停药时间还不够。阿维A具有高度致畸性，虽然它是一种有效的治疗皮肤病的药物，但它同时也会对胎儿产生影响，导致先天性缺陷。

那停药后多久后可以怀孕呢？

阿维A代谢需要很长的时间，过早怀孕可能会对胎儿的健康带来潜在的危险，所以停药3年内都应避免怀孕。

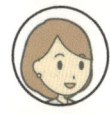
看来这个药和怀孕还真是有很大关系呢。

对啊！如果有生育的打算，用药之前需要咨询医生，服药期间不管男女都要避孕，而且患者应该按照医嘱严格用药，切勿擅自服用。

12. 阿维 A 与异维 A 酸有何不同？

类别	阿维 A	异维 A 酸
药物适应证	严重的银屑病，其中包括红皮病型银屑病、脓疱型银屑病及其他角化性皮肤病	异维 A 酸主要治疗聚合性痤疮、酒糟鼻、毛发周角质化等皮肤病
药理毒理	阿维 A 是阿维 A 酯的主要代谢产物和药理活性物质，具有调节表皮细胞分化和增殖等作用，但对银屑病及其他角化性皮肤病的作用机理尚不清楚	异维 A 酸是维生素 A 代谢时出现的天然生理性物质。本药的作用机制尚未完全清楚
不良反应	维生素 A 过多综合征样反应，主要表现为：皮肤瘙痒、红斑、干燥、鳞屑、甲沟炎等；唇炎、鼻炎、口干等；眼干燥、结膜炎等；肌痛、背痛、关节痛、骨质增生；头痛、步态异常、颅内压升高、耳鸣、耳痛等；疲劳、厌食、食欲改变、恶心、腹痛等	异维 A 酸的大部分不良反应与维生素 A 过量的症状相似，主要为皮肤黏膜干燥，如唇、鼻腔和眼等

13. 治疗银屑病的生物制剂都有哪些？

目前国内已在临床中用于治疗银屑病的生物制剂主要有以下几种。

肿瘤坏死因子α（TNF-α）抑制剂：益赛普融合蛋白、英夫利昔单抗、阿达木单抗、依那西普

白介素12/13（IL-12/13）抑制剂：乌司奴单抗

白介素17A（IL-17A）抑制剂：司库奇尤单抗、依奇珠单抗、布罗利尤单抗

白介素23（IL-23）抑制剂：古塞奇尤单抗

14. 如何选择适合自己的生物制剂？

目前生物制剂在我国正式获批的适应证均为中重度斑块状银屑病，当患者的病情需要接受系统治疗时，特别是接受光疗或传统系统治疗无效、失效或无法耐受且生活质量受到影响时，可考虑应用生物制剂。

在治疗开始前应慎重权衡利弊，严格筛选适应证，充分考虑不良反应风险和经济因素，并且在药物使用方式、监测和随访等方面，医患双方须达成一致意见。然后根据自身病情和关节受累等情况，同时综合考虑健康背景、预期治疗目标、用药途径和频率的偏好和依从性等，选择最适合自己的生物制剂。

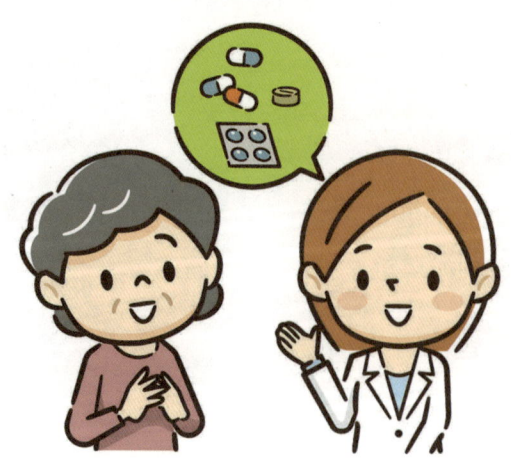

15. 生物制剂需要终身用药吗，有哪些不良反应？

多数生物制剂治疗方案都分为诱导治疗和维持治疗两个阶段。长期维持治疗对病情控制效果较好，尤其是某些重症、顽固和发作频繁的患者，应尽可能长期维持治疗。

如果医生评估治疗效果达标并保持稳定6个月以上，患者有停药诉求时，也可以减量维持治疗或停药。另外，在使用过程中如果出现严重不良反应，应立即停药并处理。

生物制剂治疗较为安全有效，不良反应相对较小，偶有轻微不良反应，个别病例报告中可见真菌感染，临床症状出现1～2天后大部分可以缓解，增加罹患肿瘤或结核病的概率微乎其微。

值得注意的是，我国银屑病生物制剂临床使用时间尚短，长期疗效和安全性仍须进一步观察。

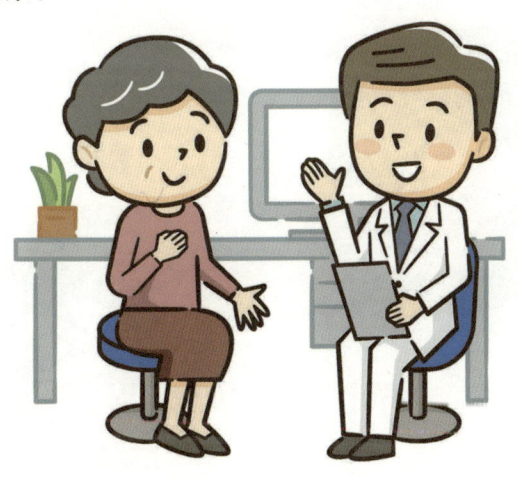

16. 可以自己在家注射生物制剂吗？

使用生物制剂是有禁忌证的，以下情况不能使用：对生物制剂过敏；活动性感染、潜在性结核、乙型或丙型肝炎病毒感染；恶性肿瘤或癌前病变；脱髓鞘病变；充血性心力衰竭 3～4 级（TNF-α 抑制剂）。

在可以使用的前提下，可由医护人员指导后自行注射生物制剂。现在使用的生物制剂基本上都是预充针，主要分为两种类型，一种是注射笔型的，看不到针头，消毒好皮肤，将注射笔在皮肤上一按，药水就会自动注入；另一种是能看到针头的注射器。

注射部位可选择上臂外侧、腹部、大腿外侧，其中腹部在肚脐周围 5 cm 为宜。长时间注射生物制剂时需注意定期更换注射部位，避免长时间在同一部位注射，且需要观察注射部位有无破溃、有无红肿热痛等情况。

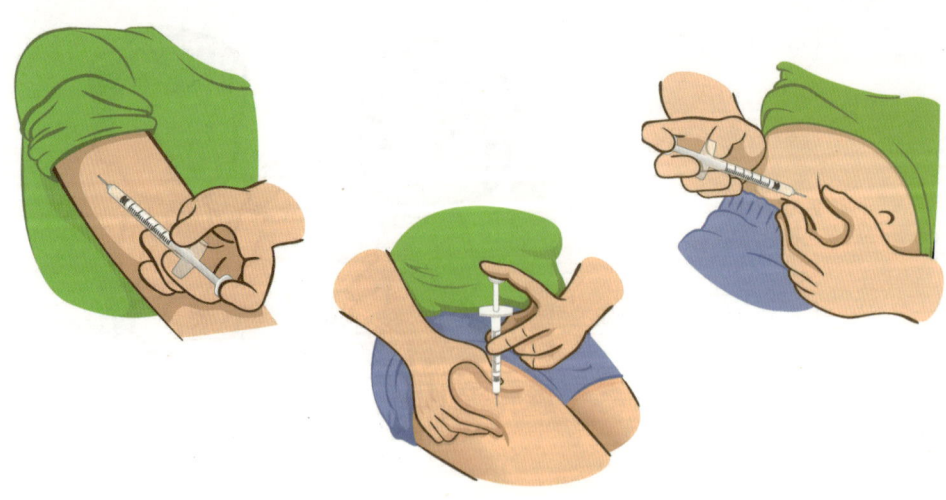

17. 妊娠期女性应如何选择生物制剂？

种类	通用名	孕期安全性	治疗后避孕时间
TNF-α抑制剂	依那西普	备孕期一般认为是安全的；被证明可通过动物乳汁分泌，在胎儿和婴儿中的安全性尚未明确	结束治疗后避孕至少5个月
TNF-α抑制剂	阿达木单抗		
TNF-α抑制剂	英夫利昔单抗		
IL-12/23抑制剂	乌司奴单抗	可通过乳汁分泌，在胎儿和婴儿中的安全性尚未明确	结束治疗后避孕至少15周
IL-23抑制剂	古塞奇尤单抗	安全性尚不清楚	结束治疗后避孕至少12周
IL-17A抑制剂	司库奇尤单抗	动物试验显示对发育中的胎儿没有伤害，但临床应用安全性尚未明确	结束治疗后避孕至少20周
IL-17A抑制剂	依奇珠单抗		结束治疗后避孕至少10周
IL-17A抑制剂	布罗利尤单抗		

注：表中部分生物制剂对育龄期女性避孕时间暂无说明，其安全性有待进一步明确；女性在使用生物制剂治疗期间应采取有效避孕措施。

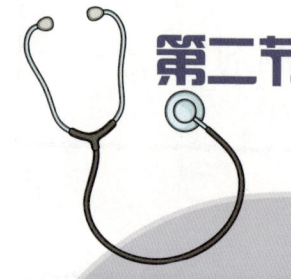

第二节 银屑病的物理疗法

紫外线治疗是一种常见的物理治疗方法，临床中常见的紫外线分为窄谱UVB（NB-UVB）、PUVA、308 nm激光、UVA。其中，UVB疗法是目前治疗银屑病最主要的光疗法，尤其适用于中重度寻常型银屑病和关节病型银屑病。紫外线治疗可单独使用，也可联合其他疗法共同使用，临床应用较为广泛。

此外，银屑病的物理疗法还有水浴等。下面就一起来看看吧！

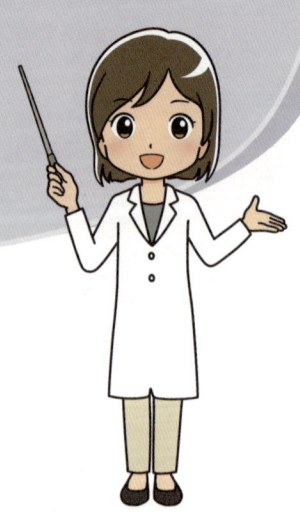

1. 光疗的作用原理有哪些？

皮肤是人体中光生物学最主要的效应器官。光线照射到人体皮肤表面产生光生物效应，其可作用于组织中的细胞，并释放能量，在皮肤病的治疗过程中起重要作用。

光疗发挥作用的原理包括以下 6 点。

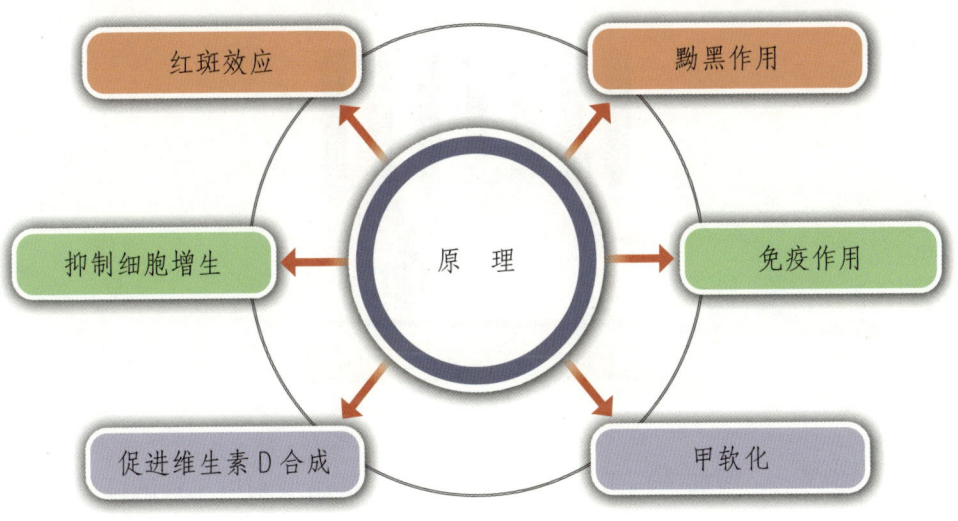

光疗主要包括可见光疗法、紫外线疗法、光动力疗法、激光疗法等。医生会根据患者的疾病情况，选择对其治疗有益的光照波长，并根据其治疗反应进行能量的调整等，在达到治疗效果的同时也尽量减少光照的不良反应。

2. 如何选择 UVB 的剂量？

根据中国银屑病诊疗指南（2023 版）推荐，窄谱 UVB 每周治疗 3 次，隔日 1 次，根据患者照射后的反应调整剂量。由于人体的个体差异性很大，甚至同一个体在不同的治疗阶段对紫外线的敏感性也会发生改变，因此，必须针对每个患者的光反应能力，来确定其起始辐照剂量及增加剂量。

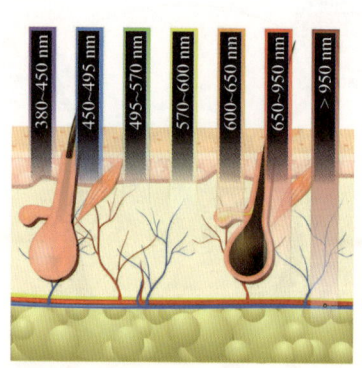

原则上，增加的剂量应满足每次辐照后都出现刚可见到的红斑。与其他疗法如维 A 酸、钙泊三醇等联用时，应注意调整辐照剂量和次数。治疗应一直持续到病情完全缓解，或经连续治疗后病情不再进一步发展时。一般来说，在银屑病进展期不宜进行光疗。

3. 紫外线治疗有哪些不良反应？

紫外线治疗时常见的不良反应主要有皮肤瘙痒、干燥、红斑、疼痛等。每次照射后可涂抹外用药，以预防皮肤干燥及瘙痒，如已出现干燥或瘙痒，及时涂抹润肤霜可缓解症状。照射剂量过大时可出现红斑、水肿，需要专业医生给予处理。

长期紫外线照射的不良反应主要为光老化，出现皮肤颜色不均匀、色素沉着、皮肤粗糙等现象。有的人还担心长期光疗会增加皮肤肿瘤发生的风险，但至今尚未有足够的临床证据证明。

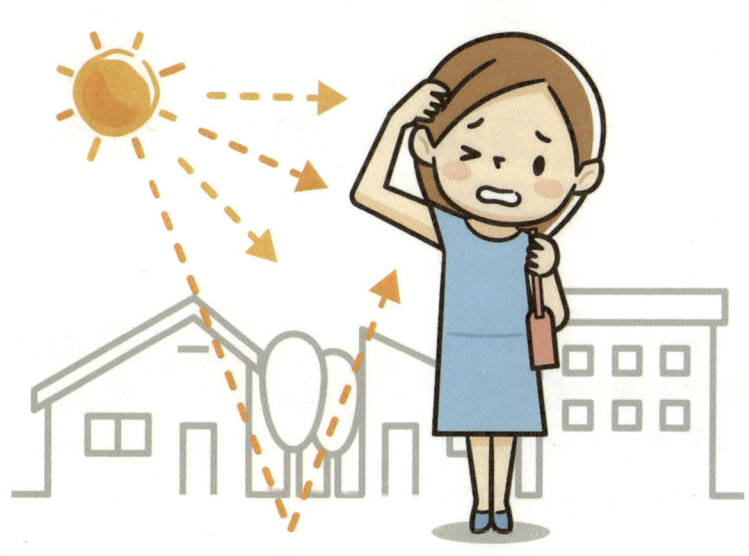

4. 光疗过程中应注意些什么？

全身治疗时，必须脱掉衣物，适当遮挡生殖器、乳头、嘴唇等黏膜部位，遮盖的形状、面积不能轻易变化。

辐照过程中应佩戴紫外线护目镜，普通墨镜不能安全阻挡紫外线。

治疗时与光疗仪的距离保持不变。治疗完成后才可以离开光疗仪，治疗过程中不要触碰光疗灯，以免烫伤。

光疗期间不宜食用香菜、莴笋等光敏作用蔬菜及磺胺、异丙嗪、氯丙嗪、喹诺酮等光敏作用药物。此外，一些化妆品、清洁用品中的香料、润肠的茶叶都有可能含有光敏性物质，建议慎用。

光疗结束后适当涂抹护肤霜，可避免皮肤干燥不适。此时不应马上沐浴，以免减少紫外线的吸收。建议银屑病患者光疗前药浴，以促进紫外线吸收。

接受治疗过程中应避免过度日晒，外出时，建议暴露部位使用SPF15以上的防晒霜。日光敏感者不宜进行光疗。

5. 哪些情况下不能进行紫外线治疗？

紫外线治疗的禁忌证为年龄小于12岁；红斑狼疮；皮肌炎；妊娠；恶性黑素瘤及易发生皮肤肿瘤；使用免疫抑制剂；卟啉病；白内障；肝功能不全。红皮病型银屑病和脓疱型银屑病患者慎用。急性进展期患者禁用。

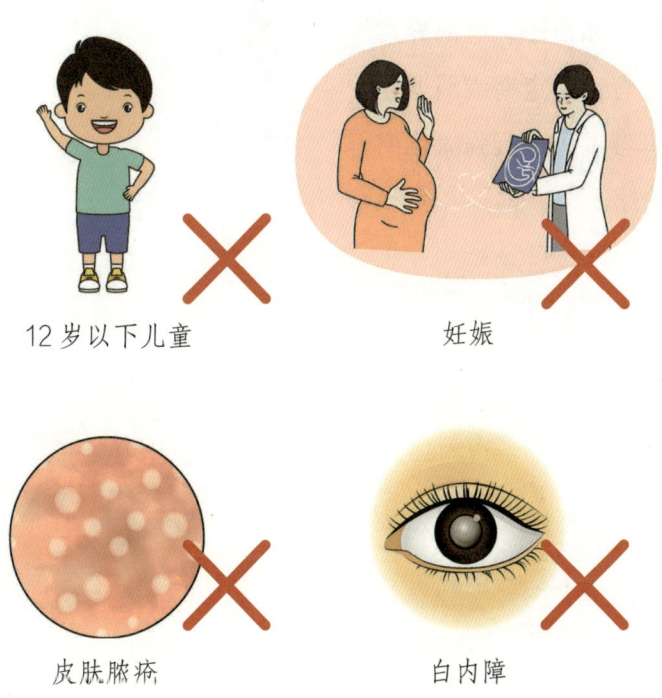

12岁以下儿童　　　妊娠

皮肤脓疱　　　白内障

6. 什么是强氧化离子水浴？

强氧化离子水浴无毒、无刺激性，对银屑病皮损可起到杀菌消毒、预防感染、促进创面愈合等作用。除了体温高、年老体弱、基础疾病多和血压、血糖异常的银屑病患者，稳定期或消退期的银屑病患者也可进行强氧化离子水浴的治疗。

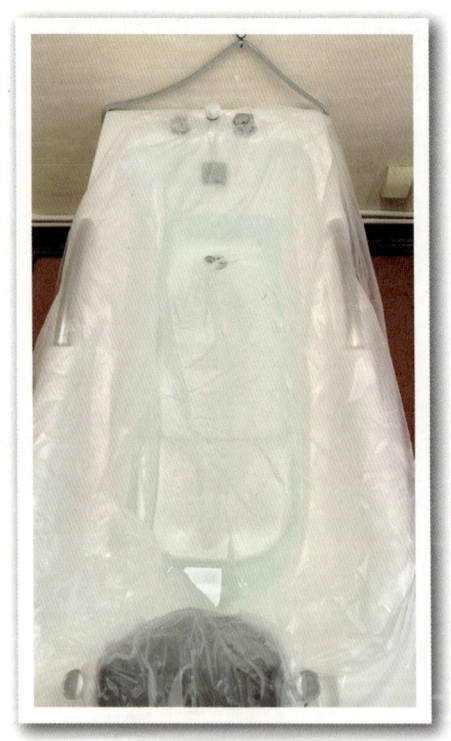

第三节　中医外治银屑病

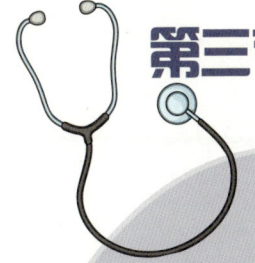

　　银屑病的中医外治方法主要有中药药浴、中药涂擦及其他疗法。

　　中药药浴可用于治疗除了热毒过盛导致皮疹鲜红或进展较快的各种银屑病证型，且对血瘀证和血燥证尤佳。

　　中药涂擦疗法，即对患者的病情及皮损情况进行辨证，选择适合的外用药物，将中药制剂涂擦于患者体表特定部位，通过药物透皮吸收，以达到治疗目的的方法。外用药物主要包括中药油膏、软膏及霜剂。以上几种剂型的中医外用药均具有促进皮损愈合、软化角质、润肤等作用。

　　其他疗法包括中药封包疗法、耳穴压丸、艾灸疗法等。接下来向您一一介绍。

1. 什么是中药药浴？

中药药浴是中医传统外治方法之一，它适合治疗除了皮疹鲜红或进展较快的其他银屑病证型，在临床治疗方面有较大成效。

推荐中药：血热证者可选用丹皮、蒲公英、败酱草、土茯苓、苦参、黄柏等；血瘀证可选用当归、桃仁、红花、丹参、三棱、莪术、王不留行等；血燥证可选用鸡血藤、当归、白鲜皮、川椒、徐长卿、透骨草等。此外，白鲜皮、地肤子、紫草、生地、金银花、野菊花、大黄、赤芍、黄芩、蛇床子、透骨草、百部、蜂房等清热、祛湿、止痒类中药也常用。药浴水温控制在36～42℃，时间以20～30分钟为宜，可以每天或隔日进行一次药浴。药浴过程中需避免使用刺激性强及致敏的药物。

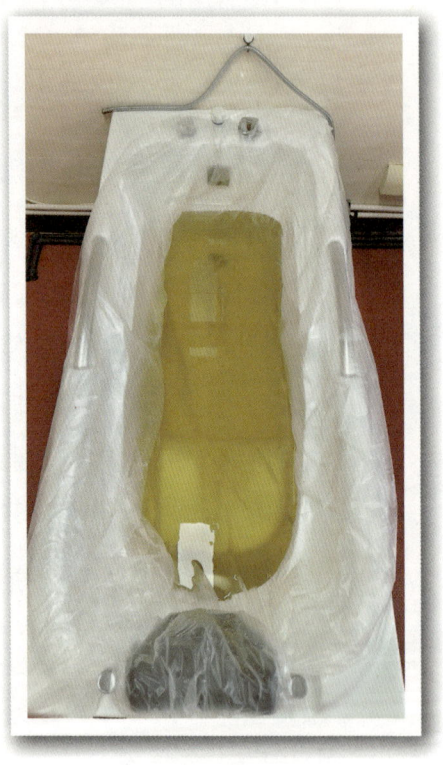

2. 什么是艾灸疗法？

艾灸疗法是中医外治法的重要组成部分，具有温阳散寒、通经活络、升阳固脱以及泻热拔毒等作用。

适应证：斑块状银屑病静止期、退行期以及关节病型银屑病。

常用穴位：主穴为阿是穴（局部皮损）；皮损浸润肥厚可加足三里、血海、气海，皮损色红可加三阴交、血海、曲池。

在治疗过程中火力应先小后大，灸量先少后多，程度先轻后重，让身体逐渐适应。

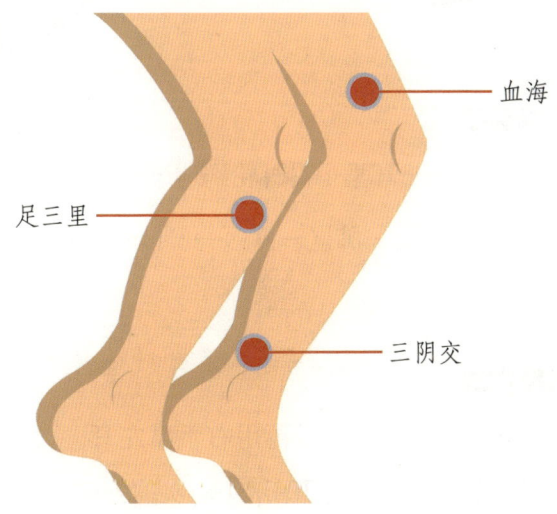

3. 银屑病患者如何做耳穴养生操？

耳与全身的经络都有密切的联系，对耳穴按摩可起到祛风止痒、通经活络的作用。按摩耳部穴位能够调节机体抵抗力，达到防病治病，美容强身的效果。

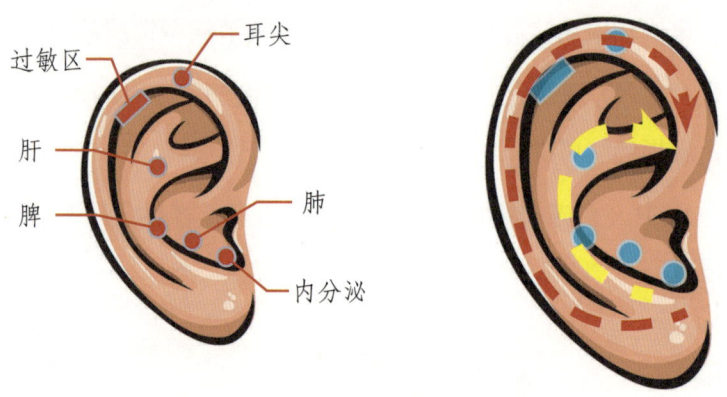

🏷 按摩顺序

耳轮环：内分泌—耳垂—沿耳轮到达过敏区—耳尖—耳屏—内分泌。

内分泌环：内分泌—肺区—脾区—肝区—沿对耳轮下脚到达耳屏—内分泌。

🏷 按摩方法

用左手摩右耳，结束之后再用右手摩左耳。大拇指在耳前按摩，其余四指在耳后做固定，按照图示中箭头的方向从下向上按摩，1秒钟2圈，也就是1分钟120圈。按摩5分钟，每天上下午各按摩1次。

4. 耳穴压丸疗法对银屑病有哪些好处？

耳穴压丸治疗是将药籽、磁珠等置于胶布上，贴于耳部穴位或反应点，通过手指按压刺激热、麻、胀痛的"得气"感，通过经络传导达到防治疾病的目的。常用耳部穴位有肺、心、肾上腺、神门、耳穴、交感、皮质下、内分泌、肾、肝、脾。

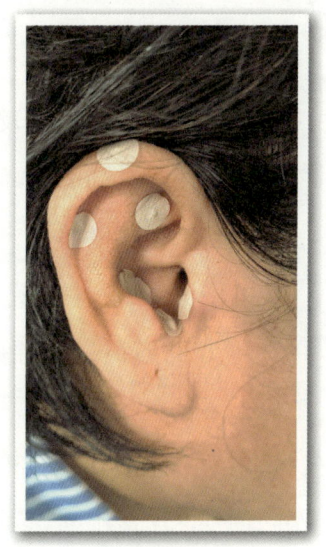

耳穴疗法历史悠久，属于中医经典适宜技术。近年来临床医护人员在传统耳穴压丸疗法的基础上，通过对磁珠进行定向处理，形成耳穴定向磁疗技术，发挥耳穴和磁疗双重效果，安全性较好。

耳穴疗法不仅适用于各种红斑鳞屑性疾病、变态反应疾病、胶原组织性疾病（银屑病、荨麻疹等）等，还适用于各种炎症性疾病，如扁桃体炎、腮腺炎等，以及各种疼痛性疾病如外伤、手术、神经性疼痛等。

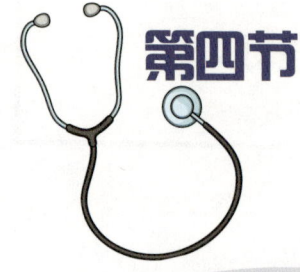

第四节 正确使用外用药

外用药直接作用于皮损，起效快且用起来方便，对身体带来的不良反应也小，那该如何正确使用呢？

因每个人病情不同，个体存在差异，建议一定要在临床医生的指导下遵医嘱规范使用外用药，从剂量、浓度、频次、用法等方面遵循以下原则：先小后大；触之有药，透露皮色；多药混用，现用现配；剂量遵循"指尖单位"；多药合用，先水后膏；根据皮损部位及性质选择合适剂型；不同剂型，用法不同；频次需遵医嘱。

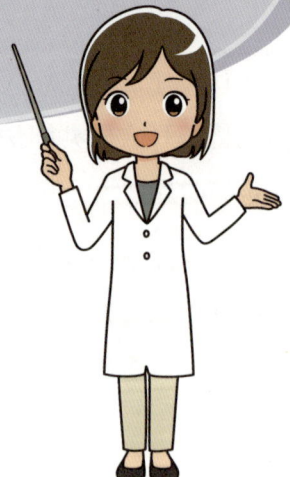

1. 银屑病的外用药有哪些？

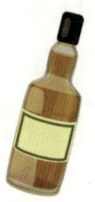

银屑病外用药物种类繁多，基本可以分为以下四类：

第一类是保湿润肤类药物，如维生素 E 乳、尿素霜、凡士林等，这些药物有助于保持皮肤湿润，缓解银屑病引起的皮肤干燥和瘙痒。

第二类是糖皮质激素类药物，这是银屑病最常用的外用药物。糖皮质激素制剂包括软膏、霜剂、溶液等，其作用强度由弱到强不等，包含十几种不同的药物。

第三类是维生素 D_3 衍生物类药物，这类药物是维生素 D_3 的活性代谢生成物或由人工合成，作用机理是抑制角质细胞生长分化。与糖皮质激素类药物相比，维生素 D_3 衍生物停药后不易发生反跳现象，刺激性相对较小。这类药物长期使用的安全性高于激素，且不会产生依赖性。目前在临床上，这类药物多和糖皮质激素类药物一起使用。

第四类是维 A 酸类药物，这类药物能调节角质形成细胞分化，改善角质细胞过度增殖的情况。

2. 什么是膏剂、溶液剂、洗剂？

膏剂是一种半固态的药物剂型，它由活性成分(药物)、基质和辅助剂组成。

溶液剂是含有两种或两种以上物质的澄清均质的液体，溶剂多为水，也可为乙醇、植物油或其他液体。

洗剂是指含有药物的溶液、乳状液、混悬液、用于清洗或涂抹无破损皮肤的液体制剂。洗剂在使用前需要摇匀，如炉甘石洗剂等。

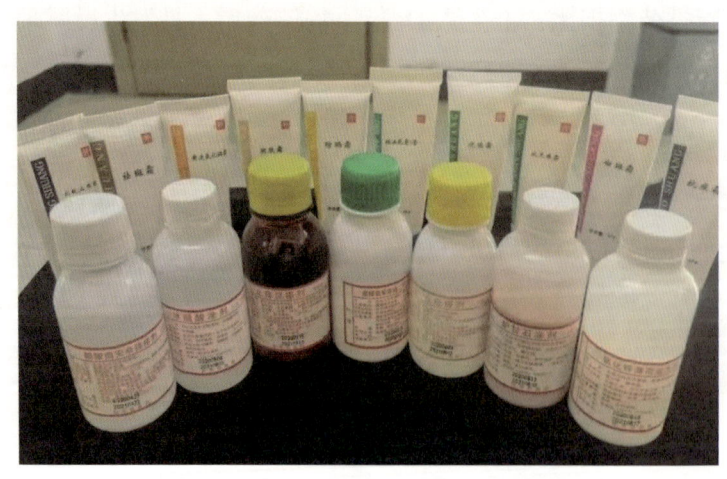

3. 如何保存外用药？

药物储存时对温度的要求有以下几种：常温为 10 ~ 30 ℃；冷处为 2 ~ 10 ℃；凉暗处为避光并不超过 20 ℃；阴凉处为不超过 20 ℃。

皮肤外用药应遵照药品说明书上的储存要求进行保存，强光及高温都易导致药品变质，一般在常温、避光、干燥和密闭状态下保存即可。

有些外用药需冷藏保存，即放在阴凉处或冰箱中冷藏。注意不能将冷藏药品放到冷冻环境中存放。过期的外用药不宜再次使用，因为此时药品性质很有可能已经发生改变，不仅达不到治疗效果，甚至会产生不良反应。

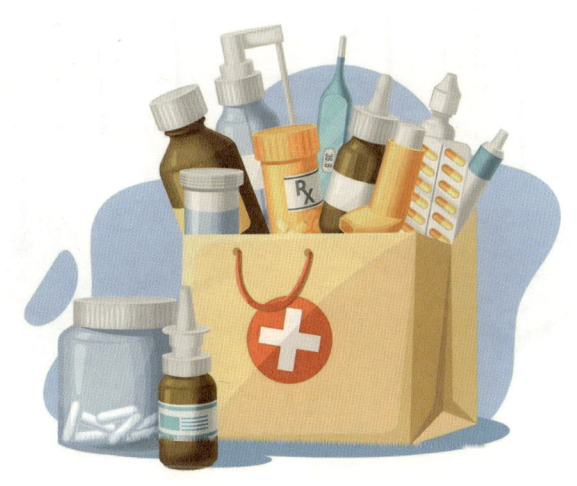

4. 激素类外用药的不良反应有哪些？

激素类外用药使用之后可能会发生一些不良反应，包括局部出现烧灼感、瘙痒、刺痛和皮肤萎缩等。长期大量使用激素类药膏可能会造成的不良反应包括刺激反应、皮肤萎缩、多毛症、口周围皮炎、面部激素依赖性皮炎、继发感染以及皮肤条纹状色素沉着等。因此在使用激素类外用药的时候要注意观察，如有不适症状应及时就诊。

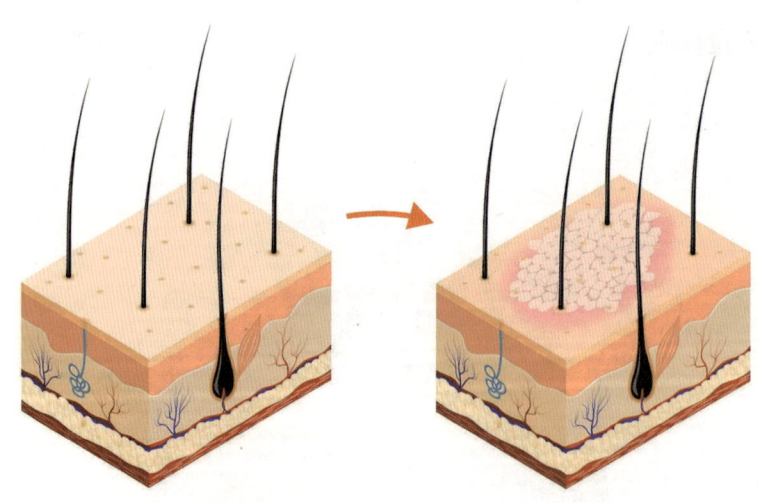

5. 使用激素类外用药时要注意什么？

使用激素类外用药时，应遵循以下注意事项。

1. 咨询专业的医生，选择适合使用的药物。医生会根据病情提供个性化的指导和建议，确保所选药物的成分、浓度等符合治疗需求。

2. 严格按照医生规定的剂量和时间使用药物。

3. 定期复查，并根据需要调整药物。

4. 在使用过程中，留意可能出现的不良反应，如毛细血管扩张、皮肤萎缩、色素沉着等问题。

5. 将药物存放在儿童接触不到的地方，并妥善保管。

6. 确保药物始终处于适宜的温度和湿度环境中，避免阳光直射。

7. 在医生许可下，制订合理的停药计划。

6. 膏剂应该怎么涂抹？

膏剂一般有四种使用方式：点涂、薄涂、厚涂和封包。

点涂：用于局部的皮损，通常面积比较小，不超过 2 mm。

薄涂：一般用在面部或者相对比较薄嫩的部位。例如，在涂抹阿达帕林等刺激性较强的药物时，采用薄涂方式。这类药物一般使用比较低的剂量就能够发挥比较好的效果，涂多了治疗效果不会增加，但不良反应可能会增加。应用干净的棉签，薄薄地涂在患处。

厚涂：一般用在手掌、脚掌这些吸收效果比较差的部位，或者皮损特别肥厚的部位，主要是为了增加药物的渗透性。如果涂得比较薄，剂量不够，会影响治疗效果。

封包：封包就是在皮损部位多涂一些药膏，也可以在药膏里加一些尿素、凡士林、维生素 E 乳，然后直接裹上保鲜膜。对于比较薄或浅的皮损及特殊部位，不建议采取封包的方法。

7. 使用水剂外用药有哪些注意事项?

使用水剂外用药时,正确的用药方法至关重要。

第一,用药前要做好皮损状况的评估。

第二,用药前要确保皮肤清洁,要遵医嘱用药或严格按照药品说明书用药;使用前需先在手腕内侧试用,确认不过敏后才能大面积使用,以免出现过敏现象加重皮肤损害。

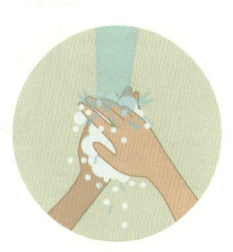

第三,使用有特殊气味的水剂时最好佩戴口罩;大面积用药时注意保暖,必要时使用护理垫,防止用药过程中污染床褥、家具、地板等,例如治疗银屑病常用的复方去煤液,其属于焦油制剂,有刺鼻的气味,不小心污染衣物后很难被洗掉。

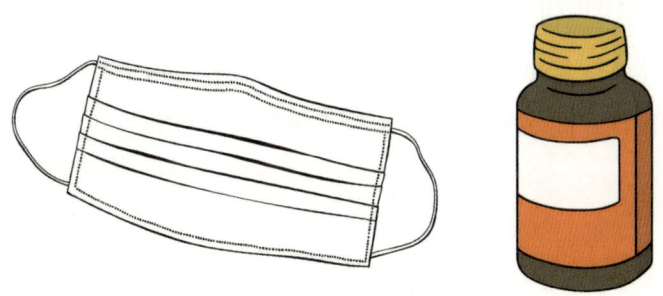

第四，使用激素类水剂时不宜大面积用药，长时间用药时需警惕出现皮肤萎缩、汗毛增多、色素沉着、角质层变薄等不良反应。

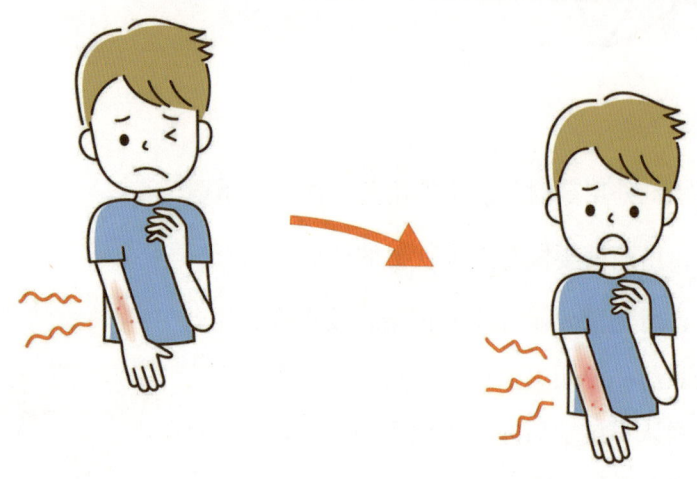

第五，外用药治疗时，往往不局限于一种药物，同一部位可能会同时使用水剂和膏剂，要注意使用顺序。例如，某患者腿部有较厚皮损，同时使用哈西奈德溶液和润肤霜时，一定先涂抹哈西奈德溶液以抗炎、抗增生，再使用润肤霜以活血、保湿、润肤。如果先使用润肤霜，一方面会影响哈西奈德溶液的吸收，另一方面溶液会破坏润肤霜的保湿作用，最终的后果便是事倍功半，皮损得不到改善。

最后一点，面部用药需格外谨慎。激素类水剂如曲安奈德搽剂，一般不用于面部治疗，否则一旦面部出现激素依赖性皮炎，可就糟糕了。

8. 如何掌握外用药的用量？

外用药的量到底应该怎么掌握？抹多少算多，抹多少算少呢？这时可以参考"指尖单位"的概念。"指尖单位"是1991年英国皮肤科医师首先提出的，可以更好地理解外用药在身体不同部位的使用量。

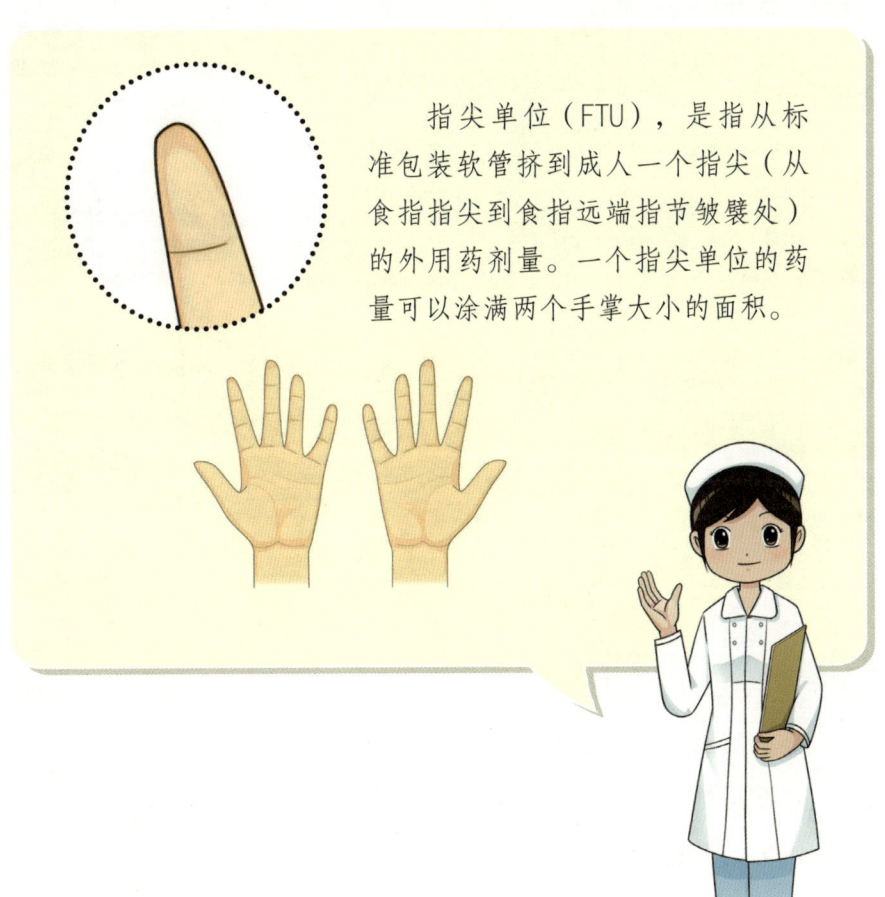

指尖单位（FTU），是指从标准包装软管挤到成人一个指尖（从食指指尖到食指远端指节皱襞处）的外用药剂量。一个指尖单位的药量可以涂满两个手掌大小的面积。

部位	指间单位	体表面积比例 /%	剂量 /g
单手（掌背指）	1	2	0.5
头皮	3	6	1.5
面颈	2.5	5	1.25
单臂（含手）	4	8	2
单腿（含足）	8	16	4
躯干前部	8	16	4
躯干后部	8	16	4
臀部	4	8	2
外生殖器	0.5	1	0.25
全身总计	50	100	25

人体的皮肤好比一块海绵，每次吸收药物的能力是有限的。研究表明，一次涂抹过多药膏并不能提高药物的吸收率，却会造成浪费，所以在用量上要记得遵循"指尖单位"哦！

9. 用药之前需要清洁皮肤吗，可以直接用手涂抹药膏吗？

在涂抹外用药之前，建议先清洗一下皮损部位。最好洗个澡，这样可以洗掉鳞屑和上次涂抹的药膏，有助于药物更好地吸收。当然，也可以直接涂药，但治疗效果可能会受到一定的影响。不过，患者要注意，不要强行揭去鳞屑。

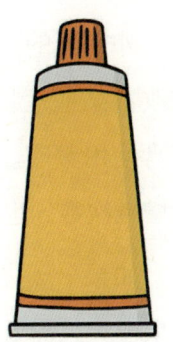

建议使用一次性棉签或压舌板涂抹外用药，最好不要直接用手接触皮损部位，也可以使用一次性手套涂抹药物。因为有些药物具有刺激性，长时间接触刺激性药物，对手部皮肤可能会带来一定程度的伤害。

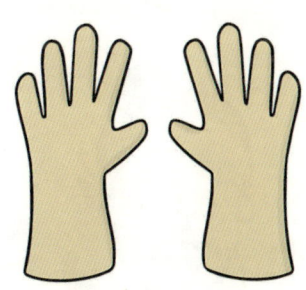

10. 外用药一天抹几次合适？

外用药的涂抹频率并不是越高越好。药膏能迅速缓解疼痛、瘙痒或改善某些症状，于是有的患者会认为"多多益善"，不自觉地提高药膏使用频率。其实，不同药物所规定的涂抹次数是不同的，切勿自行增减次数，也不要长期涂抹。

如果一天需要涂抹两次药物的话，建议早晚或上下午各涂一次。如果一天只需要涂抹一次，可以遵医嘱在早上、中午或晚间涂抹即可。

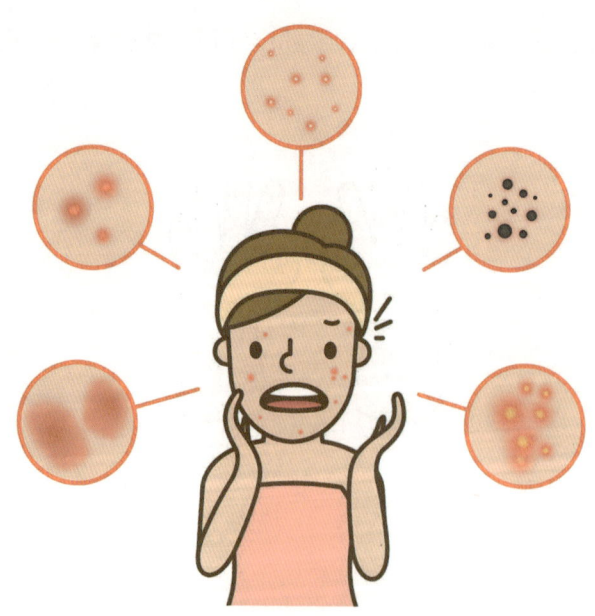

11. 同时使用多种药物时，应该先用哪种后用哪种？

当需要同时使用药液和药膏进行涂抹时，应先涂抹药液，等待药液干燥后，再涂抹药膏。在两次间隔用药时，如果是乳膏和软膏交替使用，则不需要清洗皮肤，但如果是洗剂、酊剂、粉剂交替使用，则可以用温水清洗皮肤。对于泥膏、油膏交替使用的情况，应使用植物油或液状石蜡浸泡后清除原有药物，切记不能用肥皂清洗，更不可强行剥离药物层。

在使用洗剂、油剂前，应先将液体摇匀，然后用刷子蘸取适量药液，轻轻涂抹在皮肤上。

若用于头部治疗，应先洗净头发，再蘸取适量药液，涂抹于头皮上，并进行5~10分钟的按摩，最后用清水冲洗干净。

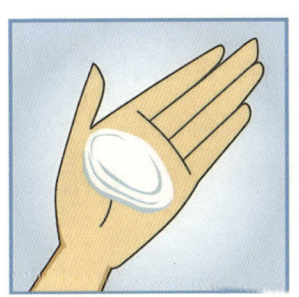
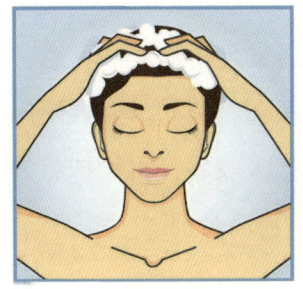
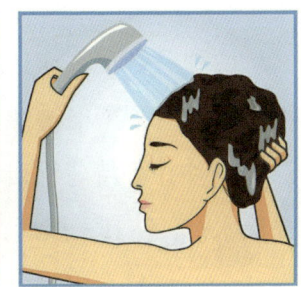

12. 两种外用药应该如何交替使用？

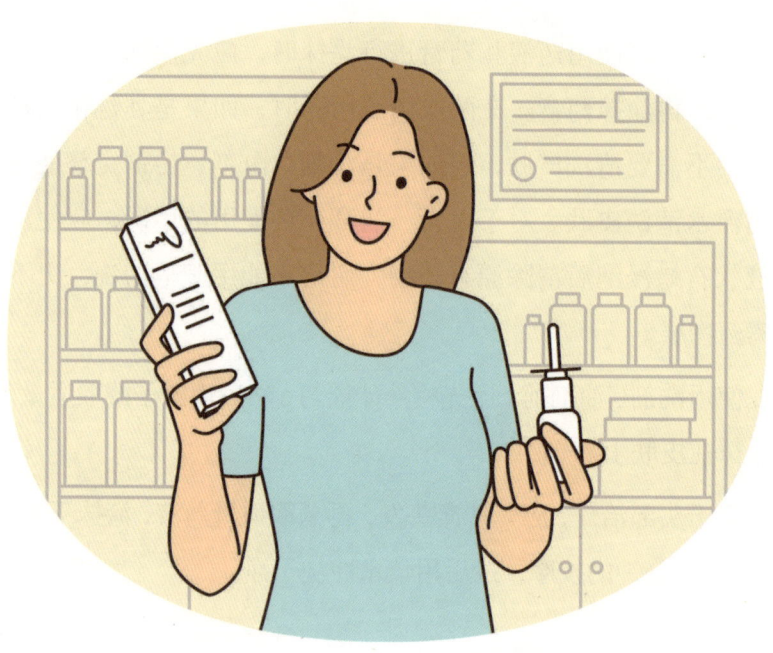

  两种药膏交替涂抹通常是指涂完一种后，间隔一定时间再涂另一种，用药时须严格遵照医嘱。例如，如果使用激素类药膏治疗，应在涂完一种并等待药物自然吸收后，再涂抹另外一种。如果有水剂，应先涂水剂，待其干燥后，再涂膏剂。

13. 可以全身都用药吗？头部用药时需要剃去头发吗？

抹药时不要一次性全身涂抹，皮肤是人体最大的呼吸器官，全身抹药会把皮肤的毛孔覆盖，皮肤的呼吸通路便被阻断了，这时候可能会感觉不舒服，所以建议在涂药时分部位进行，不要一次性涂抹全身。

头部毛发较多，治疗时会影响药物吸收，因此建议患者剃掉头发，将头部的皮损暴露出来，这样更有利于用药，使药物可以直达病灶。

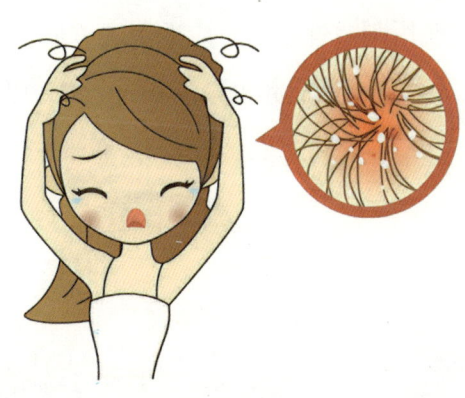

14. 特殊部位该如何涂抹药物？

一般应根据发病部位的不同，选择不同强度的药物。发生在面部、腹股沟、外阴等部位的皮肤，选择中效或弱效的激素软膏，如氢化可的松软膏等。发生在四肢、躯干部位，皮损比较厚实的，可以选择复方氟米松等强效药膏；还可以选择卡泊三醇，或他克莫司、吡美莫司软膏外涂，进行抗炎和免疫调节治疗。当然，这类药物不适合长时间大面积使用。

对于头部的银屑病，一般不使用药膏治疗，可以外擦溶液，比如曲安奈德溶液、去煤液等，不建议使用粉剂、洗剂。外阴等黏膜部位的皮损一般不宜使用刺激性药物，应选用浓度低、刺激性小的药物。面部及暴露部位不使用可能引起色素沉着的药物，以免影响美观。

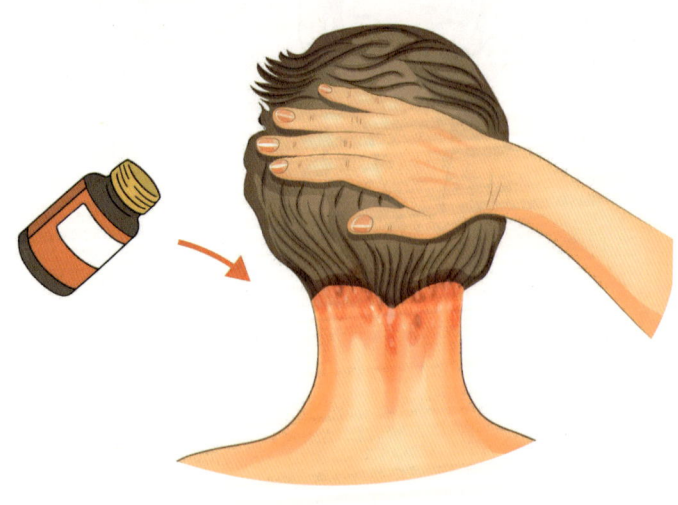

15. 抹完药之后过敏了，该怎么办？

常见的过敏症状包括皮肤起红疹、瘙痒难耐，有时甚至伴随刺痛感。那么，对外用药物过敏时应该怎么办呢？

首先，停止使用致敏药物，用干净的温水清洗过敏的皮肤。如果仍需继续治疗，应在医生的指导下更换药物，或者采用其他治疗方法。

其次，及时就医。如果外用药物过敏的症状比较严重，那么患者应及时前往正规医院进行检查和治疗，遵医嘱使用抗过敏药物。

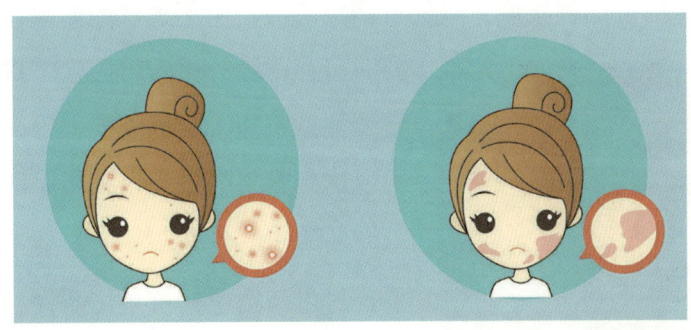

16. 什么是外用药封包疗法？

封包疗法是指患处涂抹药膏后，用保鲜膜、塑料袋或者其他不透气的薄膜将患处包裹起来的一种治疗方式。这样可以增加药物对局部皮肤的渗透，延长作用时间，从而起到比单纯涂药更好的治疗效果。

适应证：皮损呈粗糙、肥厚、浸润、脱屑及苔藓化的慢性皮肤病，特别适于四肢及掌跖部位皮损的治疗。

禁忌证：皮损处于急性炎症期，有糜烂、渗出者；皮肤水肿，感觉异常者；传染性皮肤病患者。

操作步骤：先用温水清洁患处，然后遵医嘱涂抹药膏、霜剂，对皮疹严重部位加强按摩，以促进药物吸收；用不透气的薄膜包裹，必要时可在薄膜外用胶带固定。封包时一定要注意不能太紧也不能太松，这样既可以达到密封的效果，又能保证局部血液循环畅通，不会造成不适。

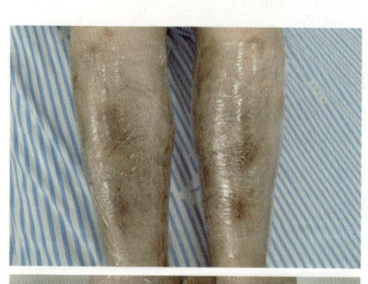
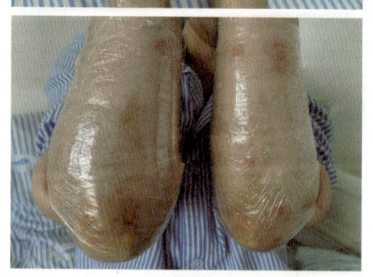

封包药物包括抗角化药物、促水合药物、糖皮质激素、保湿药、美白霜等。对于儿童，要尽量选择刺激性比较小、药物浓度相对低、不良反应少的药物。

第三章 银屑病检查那些事儿

1. 入院后常规检查有哪些？

入院时根据患者的病情需要可能会做以下检查。

检查项目	目的
血常规+快速C反应蛋白	诊断各种血液病，同时也可以用于其他系统疾病诊断和鉴别，可以诊断有无贫血及感染
生化检测	帮助诊断是否出现电解质紊乱
肝功能检查	评价肝功能
肾功能检查	主要用于肾脏疾病的排查和诊断，评价肾功能
凝血六项	主要用于内外源性凝血指标筛查以及抗凝物、纤维蛋白溶酶等检查
D-二聚体	在深静脉血栓、肺栓塞、弥散性血管内凝血、重症肝炎等疾病中略有升高，也可作为溶栓治疗有效的观察指标

检查项目	目的
降钙素原（PCT）检测	主要应用于全身感染、脓毒血症的诊断，指导抗生素的使用
术前感染八项	排查有无感染艾滋病、乙肝、丙肝、梅毒等感染性疾病
免疫球蛋白+补体C3+补体C4	辅助诊断免疫系统疾病
抗链球菌溶血素O（ASO）测定	判断有无链球菌感染等
尿便常规检查	筛查有无泌尿系统感染以及有无消化道出血
血沉、类风湿因子、C反应蛋白	急性炎症、组织坏死、恶性肿瘤、风湿病
皮肤活检组织病理检查	帮助诊断

2. 复查时需要做哪些检查？

血液检查主要为血液细胞学检查，可以了解血液中的细胞成分，进而了解是否存在感染、贫血等情况。白细胞计数、中性粒细胞计数等指标如果出现异常，提示可能与感染有关，因此在复查时需要进行血常规检查，以明确病因。

银屑病患者可能会出现红斑或者丘疹，还可能出现银白色的鳞屑，观察皮损的部位可以了解疾病的发展情况，因此患者复查时医生会观察患者的皮肤状态、皮损情况，此外还会询问患者是否有其他不适症状。

长期服药可能会对肝肾功能造成一定的影响，服药后需要遵医嘱定期复查肝肾功能。对于系统应用免疫抑制剂的患者，应定期监测血常规、肝肾功能；使用环孢素治疗的患者应定期监测血药浓度；使用生物制剂的患者，严格检测血常规、肝肾功能、C反应蛋白、抗核抗体以及妊娠、感染和肿瘤相关指标。出现异常时应及时就医，按医嘱用药。

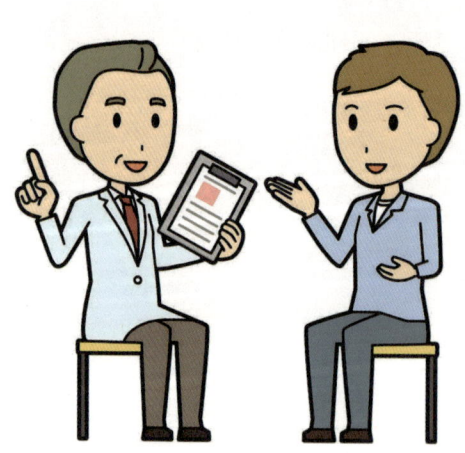

3. 生物制剂治疗前筛查及治疗期间监测的项目是什么?

生物制剂治疗前的筛查项目为：血、尿常规；肝、肾功能；手术感染八项（乙肝五项、丙肝抗体、艾滋病抗体、梅毒特异性抗体），必要时进行病毒 DNA 定量检测；结核筛查（结核杆菌 γ- 干扰素释放试验），必要时进行 PPD 试验；抗核抗体 (ANA) 检测，必要时行 ds-DNA 检测；育龄妇女血 / 尿妊娠检查；胸部 X 线或 CT 检查。

治疗前应评估以下情况：有无感染；有无恶性肿瘤；有无自身免疫性疾病等系统疾病；拟应用 TNF-α 抑制剂者还应注意有无心功能不全；拟应用 IL-17A 抑制剂者还应注意有无肠炎等。

生物制剂治疗期间监测项目

筛查项目	治疗2周	治疗4周	治疗6周	治疗12周	每8周	每3个月	每半年	每年
血尿常规	#	√	#	√	#	√		
肝肾功能	#	√	#	√	#	√		
手术感染八项				√#		√#		
结核杆菌 γ- 干扰素释放试验							√#	
抗核抗体								√#
妊娠试验								
胸部 X 线 /CT							√#	

注：① # 为英夫利昔单抗监测项目和频次。

② 育龄期妇女在治疗期间需采取有效避孕措施，必要时做妊娠试验。

③ 非 TNF-α 抑制剂使用者，结核杆菌 γ- 干扰素释放试验、胸部 X 线 /CT 检查可每年做一次。

4. 皮肤镜可以帮助诊断银屑病吗？

皮肤镜是近几年发展起来的一种无创性观察皮肤的图像分析技术。皮肤镜可以将人体皮肤细节放大 10～100 倍，可以观察人眼无法观测到的微观结构，从而观察皮肤细胞结构以及细胞生长情况，判断银屑病的严重程度。但是皮肤镜检查只能辅助诊断，不能确诊，大部分是靠医生经验诊断，必要时还可以通过组织病理学、免疫学检查进一步辅助诊断。

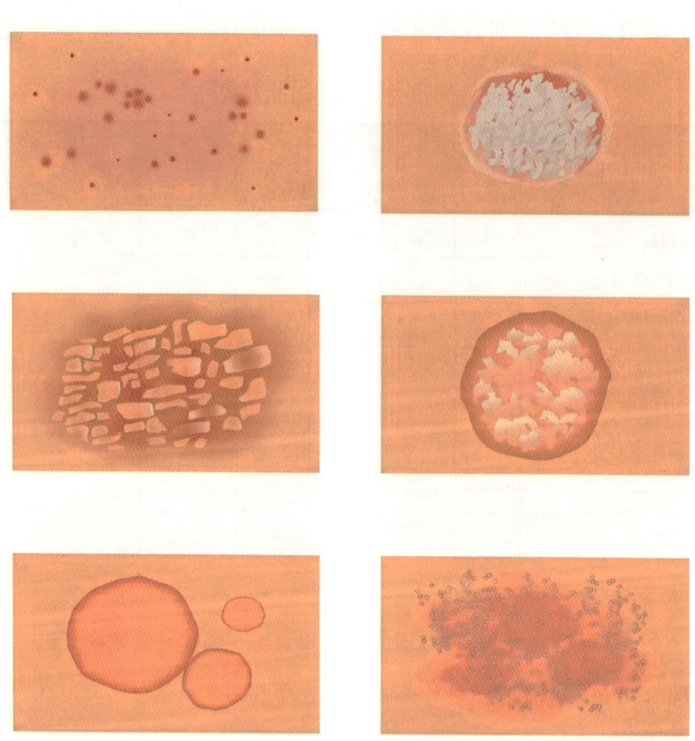

5. 皮肤 CT 可以帮助诊断银屑病吗？

皮肤 CT 又称为共聚焦显微镜，适用范围非常广泛，属于临床中常用的影像学检查技术。可以对皮肤进行动态监测，从而准确地判断银屑病皮肤表面与正常皮肤表面的区别，以及皮肤厚度与皮下病变的程度。因为不用对皮肤进行病理活检，所以属于无创性检查，比较快速、方便。

皮肤 CT 的具体方法是以激光作为点光源，通过物镜逐层对皮肤表层、真皮层聚焦，组织内焦点处反射或反向散射回来的光由同一物镜接收，再由光路中的扫描系统在样品焦平面上扫描，从而产生一幅完整的共焦图像。皮肤 CT 表现主要取决于病理特点和相应皮肤厚度的改变程度。皮肤增厚度也是银屑病皮肤 CT 影像表现的重要特征之一。

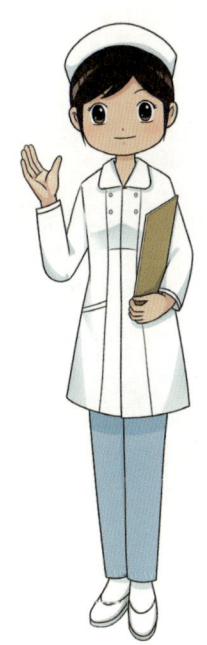

6. 皮肤组织病理检查可以帮助诊断银屑病吗？

通过皮肤组织病理检查可以得出，银屑病基本病理特点为皮损部位表皮增厚、角质形成细胞的过度增殖和异常分化。皮肤组织病理检查俗称皮肤活检，是通过一定方法获取患者活体组织标本，经过一系列实验室技术处理后，通过显微镜观察皮肤组织的病理改变，对疾病诊断、分类、治疗及判断预后有很重要的价值。大部分皮肤病根据临床症状及体格检查便可以做出诊断，但某些病例需要实验室检查才能做出诊断。皮肤组织病理检查可以作为银屑病辅助诊断和鉴别诊断的方法。

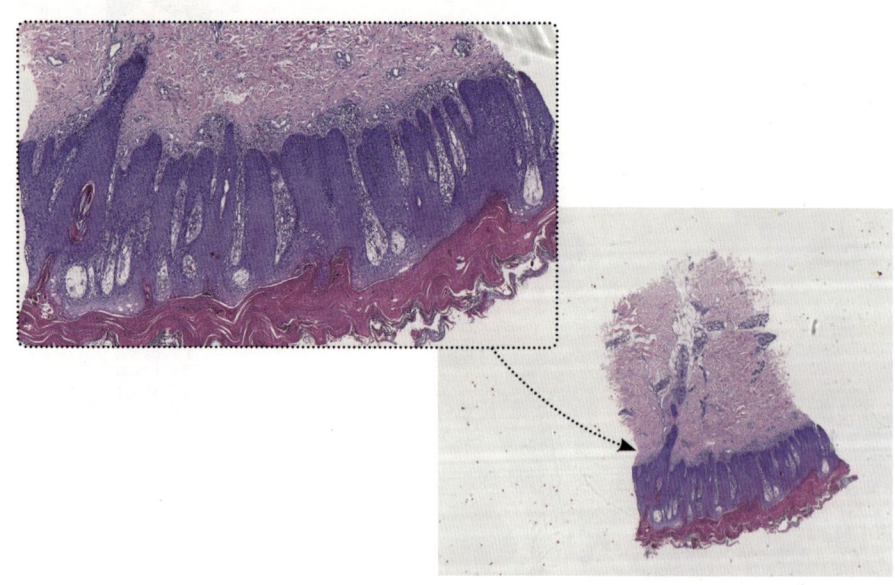

7. X线、磁共振都可以诊断关节病型银屑病吗？

关节病型银屑病又称为银屑病性关节炎，病变累及关节，多见于男性，关节炎症大多发生在银屑病皮肤损害之后。该型多发生于远端小关节，最常累及手，尤其是远端指间关节，可双手同时发病，但常不对称分布，受累关节间隙会变窄、融合及强直。

影像学检查比如X线、磁共振等可进一步明确关节损害情况。首选X线检查。不同影像学技术各有优势和局限性。常规X线检查手足关节病变时，可以发现非对称性关节病变，受累关节边缘可能出现轻度肥大性改变，主要以关节破坏为主，只不过银屑病性关节炎的X线特征表现为骨破坏和骨新生共存，对早期诊断有一定局限性。

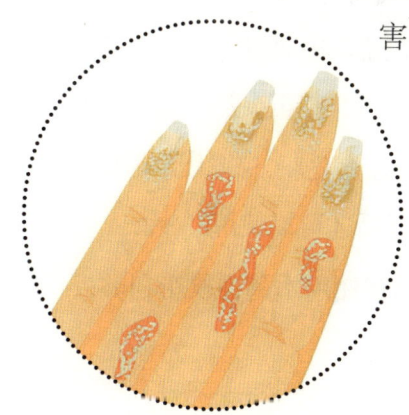

磁共振对软组织分辨率高，能发现早期关节损害，常见的表现包括骨髓水肿、骨质破坏、韧带骨化、骨质增生和脂肪化生，晚期可见关节强直。磁共振对银屑病性关节炎的早期诊断能够起到很大的作用。因此，在临床上，X线、磁共振对诊断关节病型银屑病都具有一定的意义。

8. 长期口服免疫抑制剂需要做哪些检查？

　　长期服用免疫抑制剂的患者需要定期监测血药浓度，遵医嘱检查谷浓度、峰浓度。免疫抑制过度时易增加感染风险，而免疫抑制不足时可能发生排斥反应，因此需要进行生化检查，比如检查电解质（钾、钠、氯）尿酸、肌酐、肌酐清除率。免疫抑制剂对肝脏有一定的损害，应定期复查肝功能，通常需要检查血清谷丙转氨酶、胆红素、白蛋白等。药物会通过肾脏排出，所以要定期复查肾功能、肾小球和肾小管功能，必要时进行胸部CT检查。长期服用环孢素可能会导致骨髓抑制，包括贫血、血小板减少和白细胞减少，要定期检查血常规。

　　在服药期间及服药后1～2个月都需进行肝功能检测，检查频率依据患者每日口服剂量的不同有所差异，结果出现异常应及时就诊，必要时减量或配合使用保肝降酶药物治疗。如果病情进一步恶化，需要减量或停用药物，须继续监测肝功能直至正常。需要特别注意的是，治疗期间应严格遵医嘱服用，不能随意调节剂量，甚至突然停药。

　　育龄女性在服用前必须进行血妊娠和尿妊娠化验，确认结果为阴性，并充分了解本药的致畸作用，经本人同意后才可以使用。

　　由于阿维A可能影响骨骼发育，因此儿童使用本药需权衡利弊，并取得监护人知情同意。

第四章　银屑病患者的情绪管理

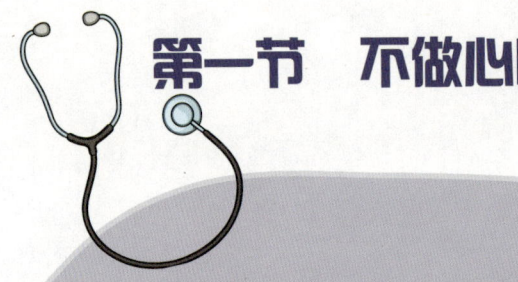

第一节 不做心情的奴隶

负面情绪的长期积压会导致焦虑或抑郁情绪的发生,良好的心态和适当的解压能力很重要,能够极大地缓解病情,所以,让我们给心情放个假吧!要知道,皮肤也是有情绪的哦!

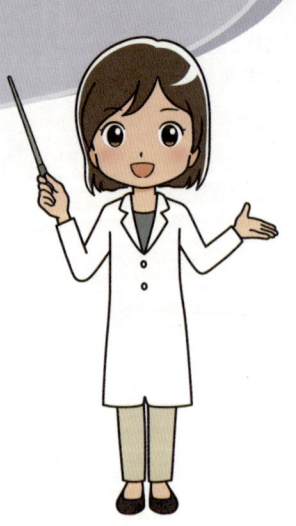

1. 银屑病患者存在哪些不良情绪？

焦虑：今天大家都用异样的眼光看我，好丢人啊！

抑郁：又来住院了，这什么时候才能好啊，为什么这种事情会发生在我身上？

自卑：我以后不能穿美美的裙子，也没有朋友愿意跟我玩了。

焦躁：今天又被老板批评了，最近总是心不在焉，干什么都烦。

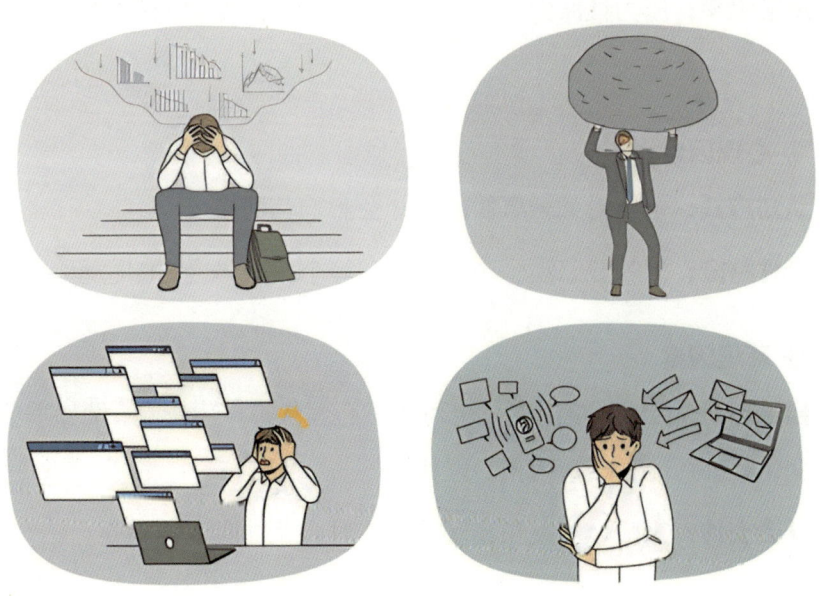

2. 影响心理状态的因素有哪些？

影响心理状态的因素很多，可以从生物学、心理学和社会学等多个角度来考虑。以下是一些常见的因素。

🏷 生物学因素

遗传因素： 某些心理健康状况可能具有遗传倾向。

神经递质： 大脑中的化学物质，如多巴胺、5-羟色胺等，对情绪和行为有重要影响。

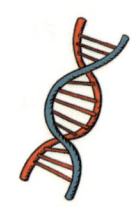

激素水平： 压力性激素如皮质醇及性激素等的变化能够影响情绪和心理状态。

🏷 心理因素

认知方式： 个体对某一事件的认知会影响其情绪反应。

个性特征： 乐观或悲观、内向或外向等个性差异会影响心理状态。

🏷 环境因素

自然环境： 自然环境的变化也可能对心理状态产生影响，例如季节变化、天气变化等都可能影响情绪和心理状态。

社会支持： 家庭、朋友和社区的支持对心理健康至关重要。

社会压力与生活事件：如工作压力、经济压力、人际关系压力、重大的生活变化，如失业、离婚、亲人去世等，都可能影响其心理状态。

🏷 生活方式因素

睡眠： 睡眠质量和时间对心理健康有显著影响。

饮食： 营养均衡的饮食有助于保持良好的心理状态。

运动： 定期的身体活动可以提高情绪，减少焦虑和抑郁。

🏷 文化和社会因素

不同的文化背景、价值观对心理健康的看法和处理方式不同。

🏷 情绪因素

情绪调节能力： 个体情绪调节能力的差异也会影响心理状态。能够有效调节情绪的人更容易保持心理健康，而情绪调节困难的人则更容易出现心理问题。

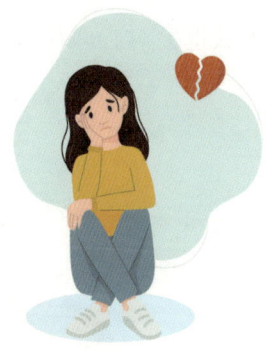

心理创伤： 创伤性事件，如暴力、虐待或自然灾害，可能导致心理创伤。

🏷 健康状况

个体的生理健康状况会直接影响心理状态，例如慢性疾病、疼痛、睡眠障碍等身体不适都可能引发焦虑、抑郁等心理问题。

了解这些因素有助于我们更好地理解个体的心理状态，并采取相应的措施来维护或改善心理健康。

3. 为什么情绪对病情影响很大？

《中国银屑病诊疗指南（2023版）》中指出，银屑病是典型的心身性皮肤病，心理问题会导致包括银屑病在内的许多心身疾病的发病，皮肤通过释放多种激素来促进其与大脑之间的相互作用，这种模式被称为脑-皮肤轴，是连接银屑病和心理问题之间的桥梁。

有研究表明，抑郁也可能通过共同炎症通路加重银屑病症状。同时，皮肤也会对心理刺激作出一系列临床反应，如发生皮炎、瘙痒等。

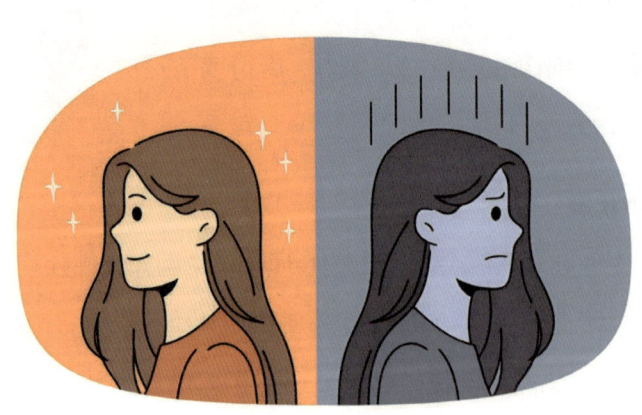

4. 心理治疗对银屑病真的有用吗？

银屑病的确切病因及发病机制尚不清楚，其发生以及转归除了遗传因素，还与外界环境、心理、生理因素等相关。各种研究证明，精神创伤和精神紧张与本病的严重程度呈正相关，在接近半数的患者中，精神紧张、压抑和焦虑可引起银屑病的发作、加重或复发。

心理治疗对银屑病真的有用，应对银屑病的心理治疗给予高度重视。可根据病情及负性情绪的特点，采用心理和药物相结合的综合性心理治疗方式。医务人员通过言语、表情、态度和行为，以心理支持、对银屑病相关知识的介绍及解释、疏导及倾听等方式，或通过相应的心理干预来改变患者的生活方式，增强其信心，逐渐缓解其紧张、焦虑、恐惧、压抑的情绪，从而达到治疗疾病的目的。

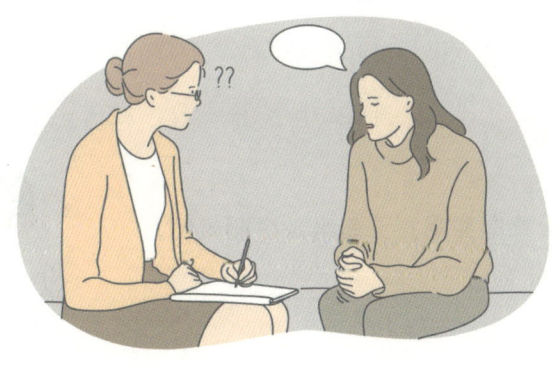

5. 如何区分焦虑和焦虑症？

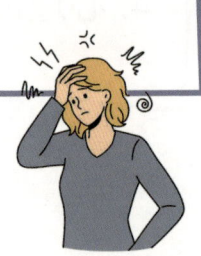

焦虑是一种正常的情绪反应，是人类的一种防御机制，能让机体处于更加觉醒和敏感的状态，以便应对突如其来的危险。焦虑有明确的焦虑对象，焦虑者知道因为什么而焦虑。当人们面对比较大的心理压力或者是遭遇不幸的生活事件时，往往会表现出焦虑情绪，一般持续时间比较短，随着生活事件的解决会很快消失，不会影响个体的正常工作和生活。

当焦虑的程度或持续的时间超过一定范围的时候就会形成焦虑症。焦虑症的特点是一般没有明确对象或者固定内容，针对未来没有发生的事情或现实生活中存在的某些问题，表现出过分的担心或烦恼。患者对这种未知紧张不安，不能够自我控制，持续时间比较长，通常会持续几个月甚至数年。

适度的焦虑对于提高工作成绩有一定的作用，但焦虑症是精神疾病，如果发现有焦虑症倾向，需要及时就诊治疗，两者在严重程度上有着本质的区别。

如何尽早发现焦虑症呢？一起来做个测试吧。

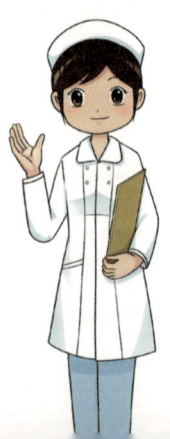

焦虑自评量表（SAS）

评估项目	评分标准			
	偶有	有时	经常	持续
1. 我平时容易紧张和着急	1	2	3	4
2. 我无缘无故地感到害怕	1	2	3	4
3. 我容易觉得烦乱或觉得惊恐	1	2	3	4
4. 我觉得我可能要发疯	1	2	3	4
5. 我觉得一切都很好，也不会发生什么不幸	4	3	2	1
6. 我手脚发抖、打颤	1	2	3	4
7. 我因为头颈部疼痛和背痛而苦恼	1	2	3	4
8. 我觉得衰弱和疲乏	1	2	3	4
9. 我觉得心平气和，并且容易安静坐着	4	3	2	1
10. 我觉得心跳很快	1	2	3	4
11. 我因为一阵阵头晕而苦恼	1	2	3	4
12. 我有晕倒发作或觉得要晕倒	1	2	3	4
13. 我呼气和吸气都感到很容易	4	3	2	1
14. 我手脚麻木和刺痛	1	2	3	4
15. 我因为胃痛和消化不良而苦恼	1	2	3	4
16. 我常常想要小便	4	3	2	1
17. 我的手常常是干燥温暖的	4	3	2	1
18. 我容易脸红发热	1	2	3	4
19. 我容易入睡并且睡得很好	4	3	2	1
20. 我做噩梦	1	2	3	4

评分方法：

SAS 的主要统计指标为总分。将 20 个项目的各个得分相加，即得出粗分；用粗分乘以 1.25 以后取整数部分，就得到标准分。按照国内标准，SAS 标准分的分界值为 50 分，其中 50～59 分为轻度焦虑，60～69 分为中度焦虑，70 分以上为重度焦虑。

6. 焦虑对银屑病有什么影响？

焦虑可导致糖皮质激素受体功能受损，阻断下丘脑-垂体-肾上腺轴的负反馈机制，介导炎症反应，加快银屑病发展。

相关调查发现，61%的银屑病患者心理压力来自高水平的焦虑状态，因此有专家认为银屑病的治疗应以改善症状和对抗焦虑为主，而焦虑的缓解对银屑病的康复非常有利。

此外，焦虑程度与社交焦虑、回避行为以及人际交往质量、瘙痒程度、睡眠质量呈正相关。因此，我们要从生活习惯改变、心理状态调整以及必要时寻求专业帮助等方面，积极缓解焦虑症状。

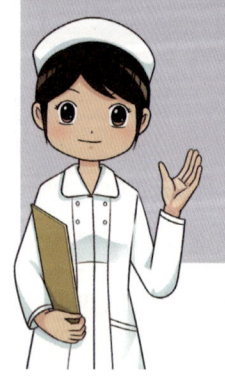

缓解焦虑症状需要综合多种方法，包括自我调节、社交支持、专业帮助等。每个人的情况不同，因此需要根据自己的实际情况选择合适的方法或组合多种方法来应对焦虑情绪。如果焦虑症状持续严重且影响日常生活和工作，建议及时就医并遵医嘱进行治疗。对于严重的焦虑症状，医生可能会建议使用药物，常用的抗焦虑药物有地西泮、阿普唑仑等。

7. 什么是 A 型性格，与银屑病有关吗？

人类的性格按其不同的分类标准可划分为多种类型。按言行和情感的表现方式可分为 A 型性格、B 型性格和 C 型性格。A 型性格（亦称 A 型人格）的人遇事容易急躁、不善克制情绪，喜欢竞争、爱显示自己的才华，对人常存戒心等。平衡有度的竞争感可促进成功，但是如果失去了平衡点，会对应激源产生不同程度的亢进性反应。

银屑病的发生、发展与患者的个性、情感、心理因素（紧张、烦恼、忧虑等）及社会环境有密切关系。有研究发现，A 型性格特征与银屑病的发病具有相关性，其不但可诱发银屑病，同时也是银屑病复发、加重的因素，多数患者都表现为强 A 型性格。

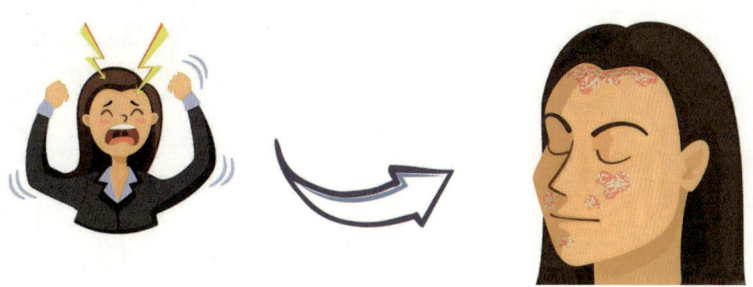

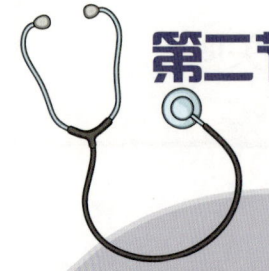

第二节　做情绪的主人

不良情绪对银屑病患者的生理、心理以及生活质量均会造成不同程度的负面影响，影响疾病的治疗、预后和转归。因此，我们要学会做情绪的主人，减轻负性心理问题。

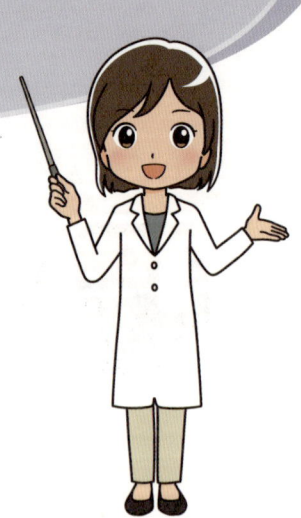

1. 如何保持积极的情绪？

保持积极情绪可以通过多种方法实现，包括心理调整和生活方式的改变。

🏷 心理调整

转变思维方式，面对挑战时，尝试从积极的角度去看待问题，寻找解决问题的方式方法，避免陷入消极情绪中。当负面情绪出现时，尝试将注意力转移到积极、乐观方面。可通过冥想和深呼吸练习来控制内心的平静，这样有助于更好地处理情绪问题。

🏷 生活方式改变

学习银屑病的相关知识，有助于对疾病有正确的认识和应对策略，可以避免不必要的焦虑和恐惧。

保持健康的生活习惯、充足睡眠、均衡饮食和适量运动；建立良好的社交关系，与家人和朋友保持联系，分享自己的感受和想法；培养兴趣爱好，可使自己更加充实和愉悦，积极投入热爱的事物中，如阅读、运动等；为自己设定明确、可行的目标，并逐步实现，每次目标的达成都会增强自信；通过运动、音乐或其他方式合理宣泄情绪，避免一味地压抑；每天花时间记录生活中的美好事物，激发乐观情绪，增加生活的幸福感。

2. 什么是腹式呼吸放松训练？

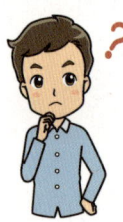
听说腹式呼吸训练能帮助改善银屑病，是真的吗？

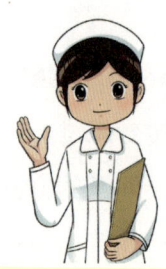
是真的，下面跟着我一起进行腹式呼吸训练吧。

任何姿势都可以，站着、坐着、躺着都行；

一只手放在肚脐下方，想象腹部是个气球；

吸气时气球充满，把肚子鼓起来（坚持3秒），吐气时气球瘪下去，最大限度把肚子收紧（坚持5秒）。

每次训练以半小时为宜，以吸气—呼气为一个周期。对于初学者来说，一开始练习可能不适应，可能会出现气短、困倦的反应，要让自己心态平和，保持平静，多次练习才能逐渐达到训练的目的，更好地放松身心。

3. 生物反馈疗法是什么？

生物反馈疗法是一种经典的心理治疗方法，操作简便、安全，无不良反应，临床疗效显著。由于银屑病是一种心身性疾病，因此，长期坚持使用生物反馈疗法，可在一定程度上减轻银屑病的临床症状。

生物反馈的原理是使用仪器提取与银屑病患者生理、心理发展相关的机体生物学信息（如肌电、皮温、心率、血压、脑电等），以听觉或视觉的形式呈现给患者（即信息反馈）。患者感知到这些信息后，从而有意识地控制自身的生理和心理活动，调整并放松机体，达到防病、治病的目的。

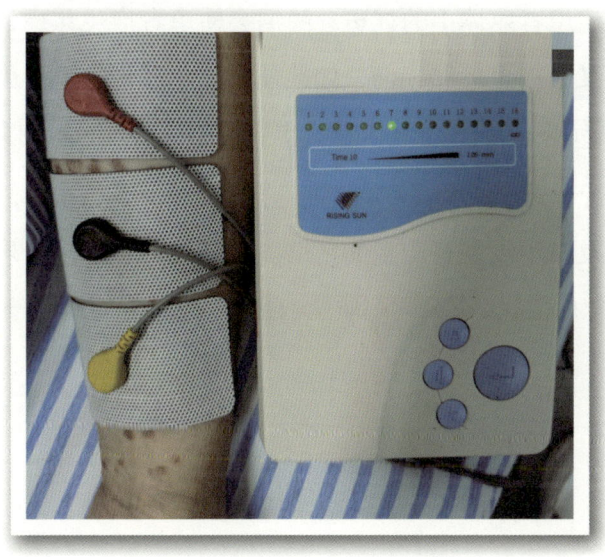

4. 什么是中医五行音乐疗法？

音乐治疗是一个系统的干预过程，治疗师利用音乐体验的各种形式作为治疗的动力，帮助被治疗者达到康复的目的。临床常用的音乐治疗技术有接受式聆听技术、歌曲技术、器乐演奏技术、音乐形意律动技术和音乐心理技术。

中医五行音乐疗法是一种将音乐与中医传统理论相结合的治疗方法，其基础理论是"五行学说"。根据中医理论，五音分属五行木、火、土、金、水，通心、肝、肺、脾、肾五脏，而五音疗法便是通过宫、商、角、徵、羽五种不同音调的音乐，调和机体的阴阳，调节脏腑的情志，以达到治疗疾病的目的。那么，五行音乐疗法对治疗银屑病有什么帮助呢？银屑病患者躯体上的红斑、鳞屑会使患者产生焦虑，而心理上的不良反应又会加重皮肤损伤，如此便形成了恶性循环。因此，治疗银屑病不仅要改善患者的躯体症状，更重要的是改善患者的身心状态。

借助五行音乐疗法能够使患者身心放松，调节情绪状态，减少紧张，对增强疗效及减少复发有一定的帮助。研究发现，五行音乐疗法能够改善患者的焦虑症状，提高睡眠质量，使患者对治愈疾病有一定的信心。

第五章 银屑病患者的运动秘籍

1. 为什么银屑病患者要多运动？

运动可以促进血液循环，提高自身免疫力，有效防止病情的复发。

银屑病常与代谢综合征（如高血脂、高尿酸、高血糖）及心脑血管疾病等合并出现，无论是银屑病，还是银屑病共病，体育锻炼对血液及心血管健康都有重要作用。

运动时要注意把握运动种类及运动量，要因人而异，不盲目参与剧烈运动，避免受伤。

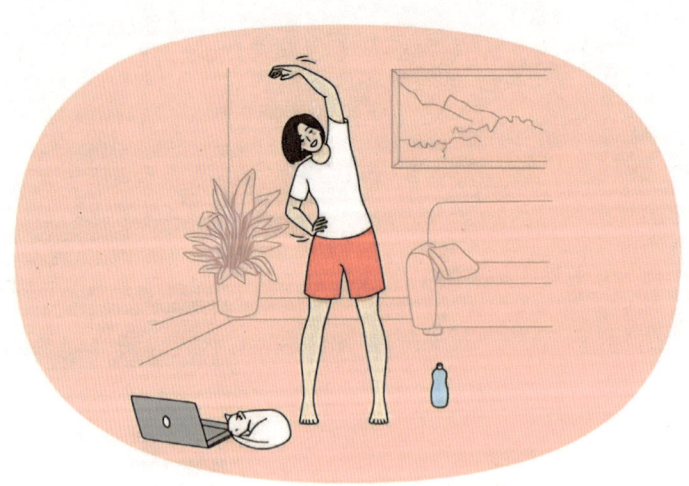

2.银屑病患者应该如何运动?

银屑病患者的运动锻炼以低强度、持续、和缓等为原则,可选择室外打太极拳、练八段锦、慢跑、散步、骑车等。适当的户外运动能使患者接触更多的紫外线,有助于皮损的消退。

急性进展期皮肤受伤后易发生同形反应,运动时要把握强度,避免磕伤、碰伤导致皮损加重。同时,患者在锻炼前一定要充分做好准备活动,每次锻炼时运动量应由小到大,逐渐增加,不要骤然进行剧烈运动。

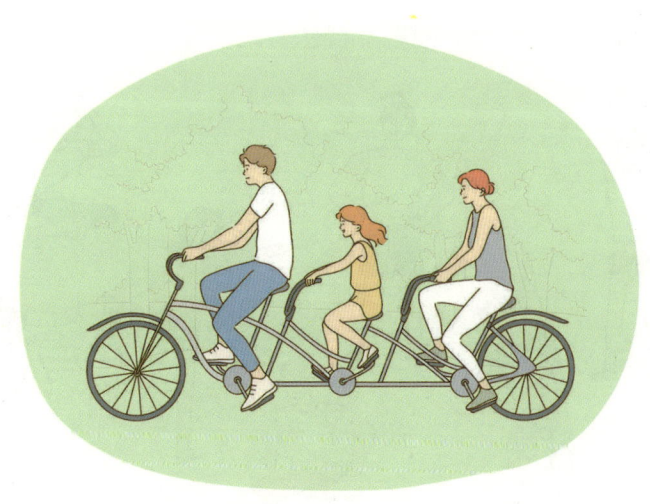

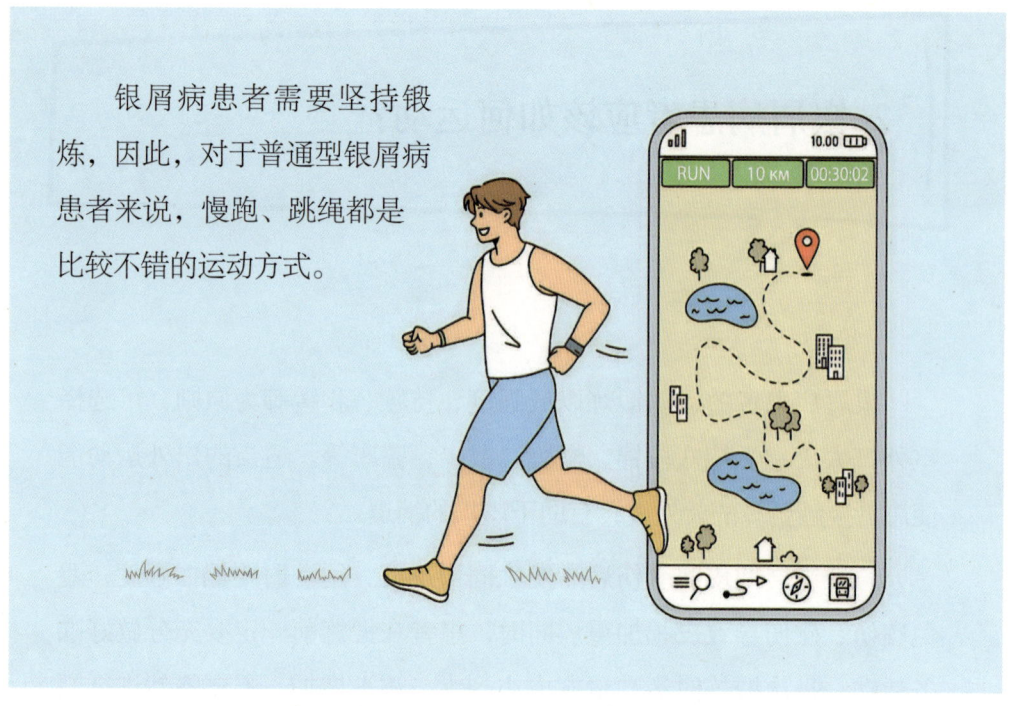

银屑病患者需要坚持锻炼，因此，对于普通型银屑病患者来说，慢跑、跳绳都是比较不错的运动方式。

关节病型银屑病患者可以根据自身状况选择适宜的运动，如慢走、伸展运动等。

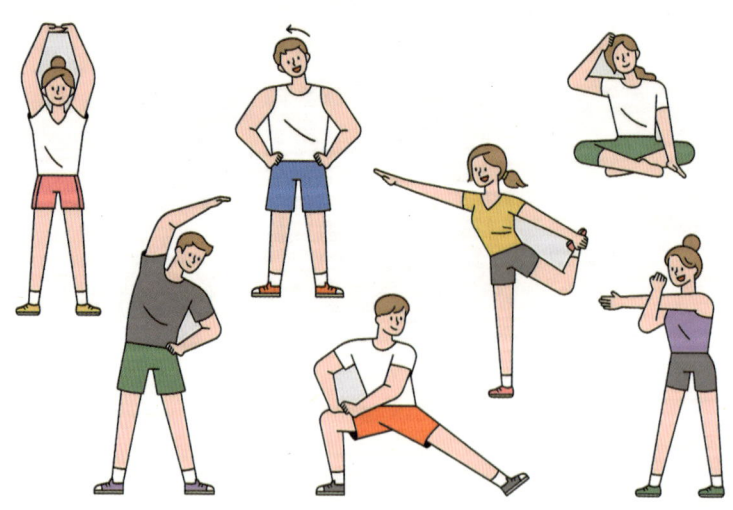

3. 银屑病患者可以游泳吗？会传染给其他人吗？

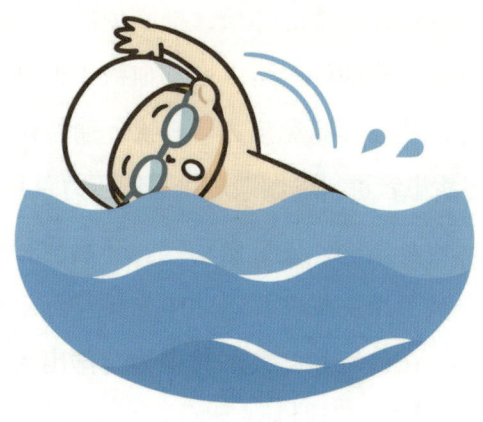

得了银屑病是能游泳的，但建议在皮损消退以后，病情进入缓解期或消退期时。通常情况下，游泳池内的水会经过化学物品消毒，这些化学物品会对有炎症的皮肤造成刺激，不利于病情恢复。如果游泳后皮肤出现异常，应及时就医。

银屑病皮损并不是由微生物感染所致，不是传染性疾病，因此与银屑病患者同池游泳，不会被传染。

4. 银屑病患者练习瑜伽时应注意什么?

首先，瑜伽可以增强患者的体质，提高免疫力。银屑病患者在练习瑜伽时，通过正确平稳的呼吸可以增加血液中血红蛋白的含量，改善脑部的血氧供应，从而提高免疫力。其次，瑜伽是一种很好的调节身心的运动，银屑病患者进行瑜伽锻炼可缓解压力、舒缓情绪。

锻炼时要根据自身条件，谨慎做动作。开始前和结束后，要充分做好热身与拉伸，减少相关损伤。运动中如果感到不适须及时停止，必要时就医。另外，在进行瑜伽锻炼时身体会排出大量的汗液，从而促进人体新陈代谢，别忘了及时补充水分。

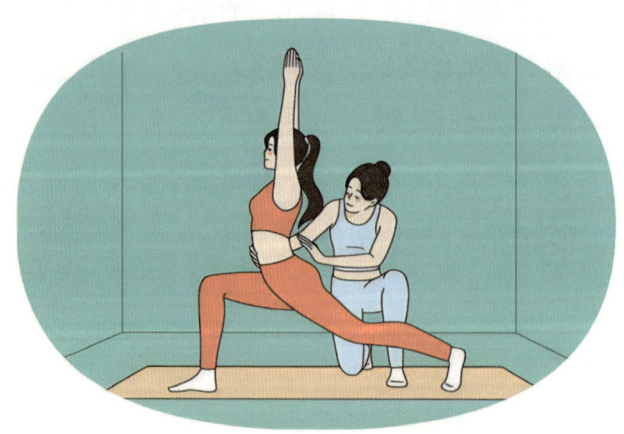

5. 八段锦对银屑病患者有哪些好处？

八段锦是一种中医传统养生功法，通过舒展肢体、调理气血等方法来达到强身健体的目的，练习时不受场地所局限。在练习过程中，通过呼吸与动作的相互配合达到呼吸柔和、心静体松的效果，身体机能得到提升，进而增强体质，使疾病的治疗达到更好的效果。八段锦中的扩肩舒颈动作可以缓解颈部肌肉紧张，改善颈椎不适症状，从而减轻患者的疼痛感；调息运动可以使呼吸均匀顺畅，有助于提高肺部功能，增强机体免疫力。此外，在进行八段锦锻炼时，可以促进全身血液循环，加快新陈代谢速度，有利于体内毒素排出体外，对病情恢复也有一定益处。

需要提醒的是，虽然八段锦动作幅度较小、强度较低，但仍需根据自身情况量力而行，避免受伤。

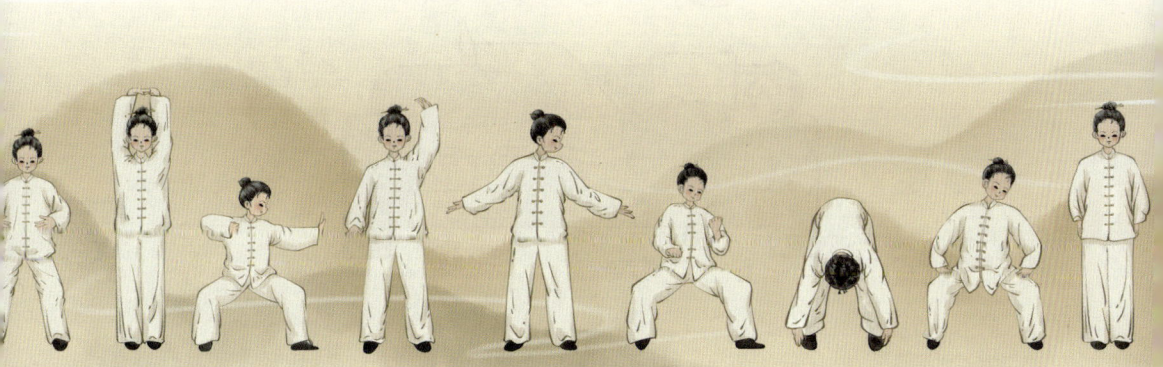

6. 缺乏体育锻炼会加重银屑病吗？

缺乏体育锻炼会加剧银屑病的症状，这并非戏言。尽管目前多数患者可能未将锻炼视为重要事项，但锻炼与否在发病程度和病情缓急上确实存在显著差异。

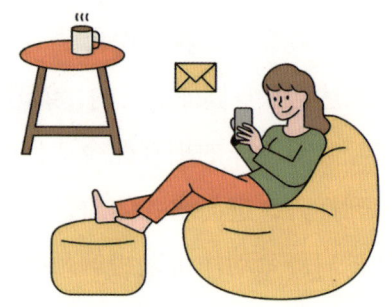

长期缺乏体育锻炼可能导致肌肉和心血管功能下降，体重上升。对于肥胖的银屑病患者，体内大量脂肪的积累会为炎症因子提供滋生的环境，从而增加病情的顽固性和治疗难度。

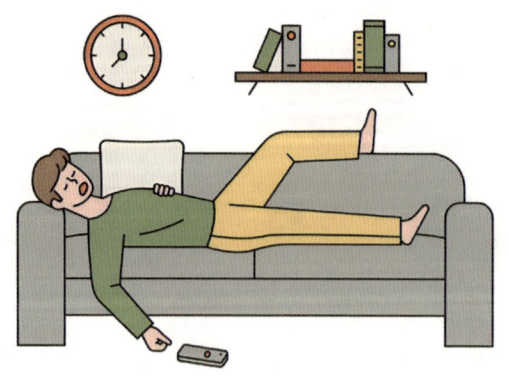

7. 为什么有时候运动会加重皮损呢？

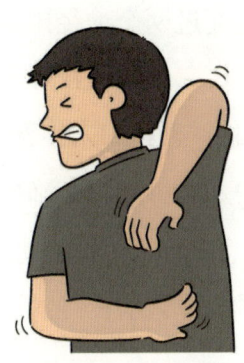

运动后皮疹反而加重了，可能是由于运动量过大、饮食不当、精神紧张、天气寒冷等原因引起的。

如果平时缺乏运动，突然剧烈运动可能会使皮肤的毛细血管快速扩张，从而出现皮肤红肿、疼痛等，甚至导致身体抵抗力下降，从而使银屑病加重。因此，应注意劳逸结合，避免突然剧烈运动。

8. 为什么银屑病患者运动时不爱出汗？

皮肤的代谢产物主要通过两个途径排泄：一是经由血液循环到达肾脏，通过尿液排出体外；二是通过汗腺进行代谢。出汗的过程不仅是从毛孔中排出汗水，还能同时排出人体表面分泌的油脂和杂物。

出汗与环境温度、运动强度和自主神经功能紊乱程度有关。银屑病患者交感神经功能亢进，出现自主神经功能紊乱，因此不容易出汗。待患者病情恢复后，这种"不爱出汗"的情况便能得到缓解。

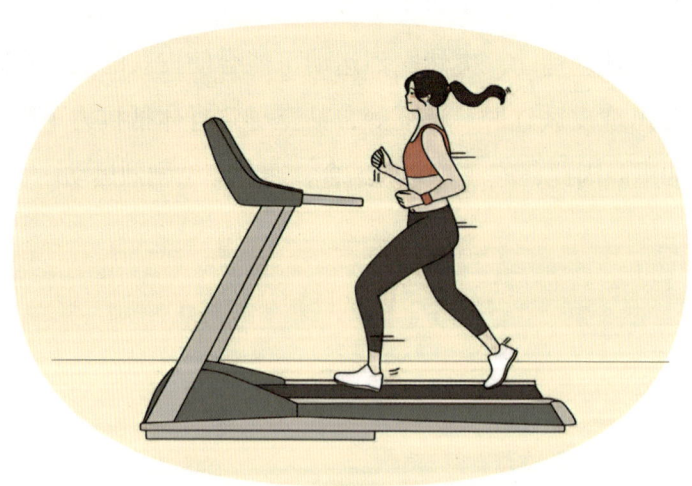

9. 微汗低强度运动对银屑病患者有哪些好处？

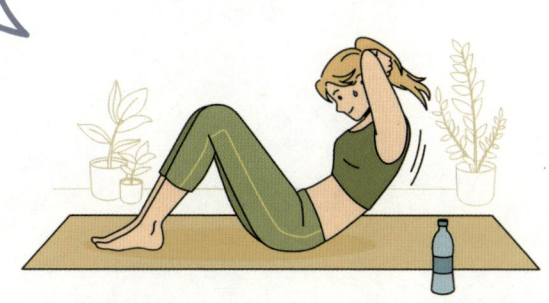

微汗低强度运动借鉴了美国运动医学学会的运动强度分级标准，通过监测运动时的心率和主观感觉来控制运动强度。具体而言，是将患者运动时的心率控制在最大心率的 69% 以内，同时确保患者主观上感到轻松或只是稍微费力，从而实现微汗低强度运动的目标。

微汗低强度运动不仅能帮助患者达到适宜的出汗状态，还能有效改善出汗不均匀的情况。在干预前，患者往往只有头颈和胸背部容易出汗，而下肢和小腹则较难出汗，且汗液的分泌也不均匀，难以控制出汗的时间和量，特别是温度较低的下肢部位，往往难以发热，更无法达到微微发热且潮湿的理想出汗状态。通过干预，患者可以根据身体不同部位的发热和即将出汗的主观感觉来调整运动方式、时间和强度。同时，医务人员还会提供辅助措施来帮助患者达到理想的出汗状态。这些措施使得头部、前胸和后背的出汗时间推迟并减少，而下肢和胫前的发热时间则提前。

长期坚持这种微汗低强度运动，不仅有助于人体恢复正常的出汗功能，还能对银屑病的治疗产生积极影响，促进康复。

第六章　银屑病患者吃什么，怎么吃

1. 如何健康吃肉？

高脂饮食已被确认为肥胖、高脂血症、心血管疾病、2型糖尿病和肿瘤等多种疾病的主要危险因素。现有的研究指出，银屑病患者的脂肪摄入量普遍高于一般人群，这暗示了高脂饮食与银屑病发病之间可能存在关联性。同时，高脂饮食还会增加代谢综合征的风险，这是银屑病患者常见的共病之一。因此，我们建议银屑病患者减少油脂和脂肪的摄入。

具体来说，患者应避免食用油性过大的肉类，如肥肉，以降低脂肪摄入。瘦肉属于高蛋白食物，其中含有丰富的蛋白质和矿物质，对于患者的身体恢复具有积极作用。因此，患者可以适当摄入猪瘦肉、鸡肉、鱼肉等。另一方面，熏肉、腊肉等加工肉类含有大量的胆固醇和饱和脂肪酸，对健康不利，因此不建议患者食用。

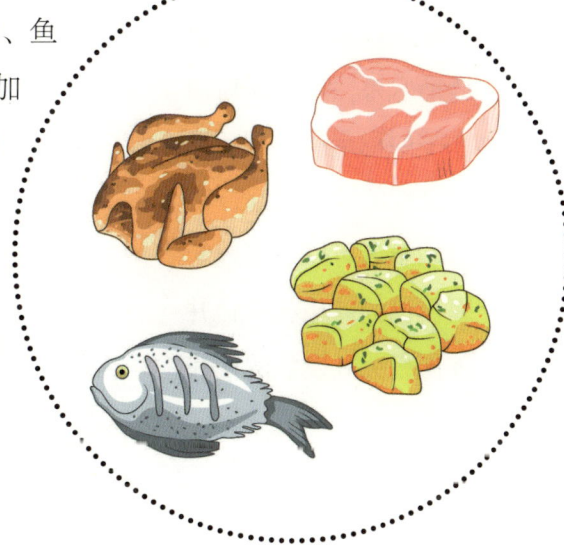

2. 蔬菜水果怎么选？

银屑病患者相较于普通人群，其发生代谢综合征的风险增加了40%，而重度患者的发生概率更高。体重增加和肥胖已被确定为银屑病发病的风险因素。因此，建议患者多食用蔬菜水果，改善血脂状况，调节代谢，并减轻体内的慢性炎症，这可能对银屑病患者有益。同时，增加蔬菜水果的摄入还能降低心血管疾病、癌症的风险和全因死亡率。

然而，对于那些合并糖代谢异常的患者，在摄入水果时应特别谨慎。建议这类患者在内分泌专科医生的指导下选择水果，以确保血糖水平的稳定和控制。通过合理的饮食调整，银屑病患者可以更好地管理自己的健康状况，并降低相关并发症的发病风险。

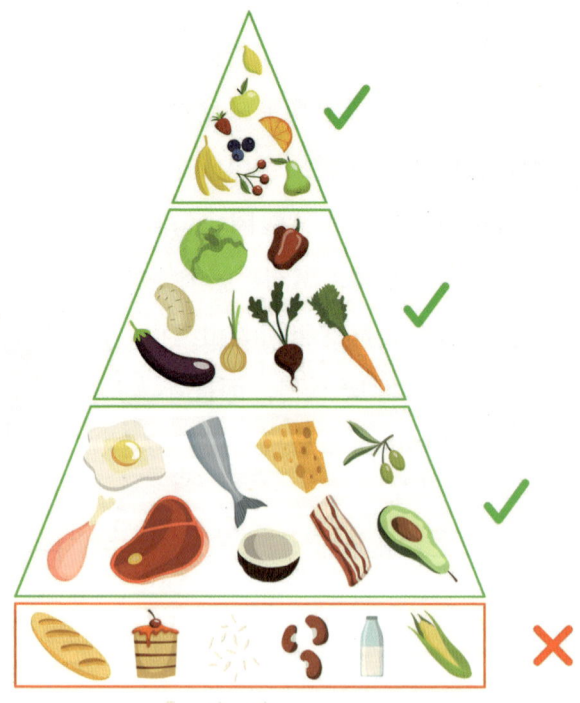

白菜：营养物质丰富，含有胡萝卜素、维生素C等多种成分，性甘、温，具有清热解毒作用。

胡萝卜：含有大量胡萝卜素，可以补充患者体内缺乏的维生素。

茄子：含有蛋白质、碳水化合物、钙、磷、胡萝卜素、维生素等，性味甘、凉，具有活血凉血、祛风消肿等作用。

玉米：比较常见的一种粗粮，含有碳水化合物、蛋白质、脂肪、胡萝卜素等营养物质，对缓解银屑病病情可起到辅助作用。

油菜：含有蛋白质、脂肪、碳水化合物、钙、磷、铁及维生素，性味辛、温、无毒，具有清热解毒、活血消肿、清肺明目等作用。

苹果：含有丰富的维生素和多种微量元素，可以调理肠胃，帮助排泄，提高人体代谢，增强免疫力。

柚子：含有丰富的膳食纤维，能够促进胃肠道蠕动，也能促进机体对钙离子、铁离子的吸收。

梨：银屑病患者往往存在血热、血燥的问题，经常吃梨，能够起到清热解毒的效果。

大枣：养胃和脾、运气生津，具有补气血的功效，气血不足的患者服用有助于控制病情。

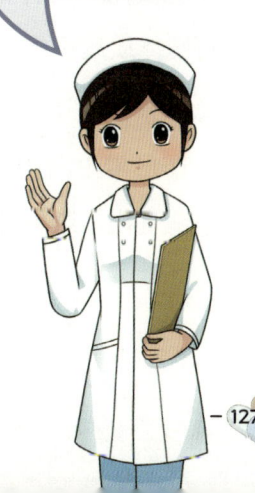

3. 需要忌食"发物"吗？

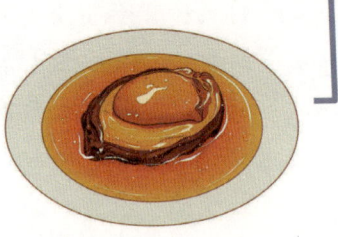

"发物"是指那些营养丰富或具有刺激性，可能诱发或加重某些疾病的食物。这些食物可以根据其特性细分为不同的种类，如发热、发风、发滞气和发冷积之物。了解这些分类有助于我们选择食物，特别是对于有特殊体质或疾病的人。

例如，发热之物如羊肉、狗肉等，可能不适合体内有热症或炎症的人。发风之物，如鹅肉、蟹肉等，可能引发过敏反应或加重风湿类疾病。发滞气之物可能导致消化系统不适，而发冷积之物则可能让体寒的人感到不适。

此外，海鲜类食物可能诱发过敏性疾病，某些蔬菜则可能导致皮肤问题。性味热燥的食物和辛辣刺激的食物也被视为发物，可能加重热症或引发其他健康问题。

重要的是，虽然发物可能对某些人不利，但并不意味着所有人都需要避免食用。身体健康的人通常可以适量食用这些食物。然而，对于有特殊体质或疾病的人来说，最好在医生的指导下选择饮食。

总的来说，了解发物的概念和分类有助于我们做出更健康的饮食选择。在日常生活中，我们应该根据自己的身体状况和医生的建议来合理搭配食物，避免盲目忌口，以确保身体的健康。

4. 需要忌食牛羊肉吗？

牛羊肉是日常生活中非常常见的食物，根据《中国银屑病患者饮食管理指南（2023）》，现有证据提示，红肉摄入频率与银屑病患者的病情严重程度呈正相关，而减少摄入后银屑病皮疹得到改善。但红肉种类较多，包括牛肉、羊肉、猪肉、兔肉、鹿肉等，当前探索牛羊肉与银屑病之间相关性的证据不强，因此尚无法确定其与银屑病发病之间存在相关性。考虑到牛羊肉是重要的蛋白质来源之一，在部分地区甚至占据饮食结构的主导地位，因此不建议银屑病患者特意忌食牛羊肉，按照个人既往饮食习惯食用即可。但如果食用牛羊肉后导致病情复发，那么就要限制食用牛羊肉了。

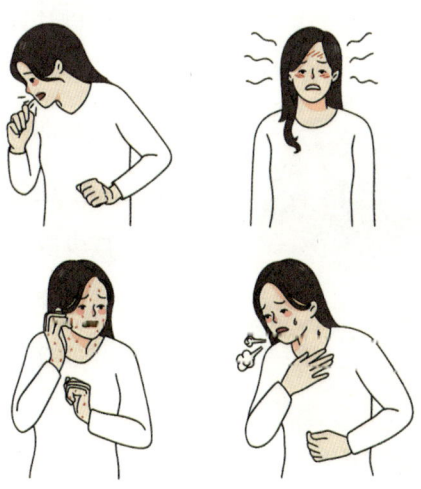

5. 光疗患者要当心哪些"吸光"食物？

治疗银屑病时所用的紫外线光疗，通常特指 NB - UVB 紫外线光疗。这种光疗使用的紫外线波长为 310 ～ 315 nm，被视为治疗效果最佳且不良反应最小的波段。此波段的紫外线能有效减轻表皮炎症浸润，抑制皮肤炎症反应，因此已成为治疗银屑病的重要手段之一。

在治疗期间，医生会根据患者的皮肤反应来调整照射剂量。在没有出现不良反应的前提下，还会逐步增加照射剂量，以促进皮损的消退。

然而，患者在日常饮食中需特别注意，因为某些蔬菜和水果在摄入后会增加人体对紫外线的吸收。这些食物包括酸橙、芒果、菠萝、柑橘、柠檬、无花果，以及各种蔬菜如香菜、芥菜等。特别值得注意的是，已有报道指出食用灰菜可能导致重症植物日光性皮炎。原因在于，这些光敏性食物中含有的补骨脂成分会增强机体对紫外线的吸收，从而可能加剧正常治疗剂量的效果，导致皮肤出现红斑、水疱等不良反应。

因此，正在进行紫外线光疗的患者应尽量减少摄入这些"吸光"食物。若不慎摄入，务必在进行紫外线治疗前向操作者如实说明，以避免不必要的伤害。

6. 银屑病患者可以饮酒吗？

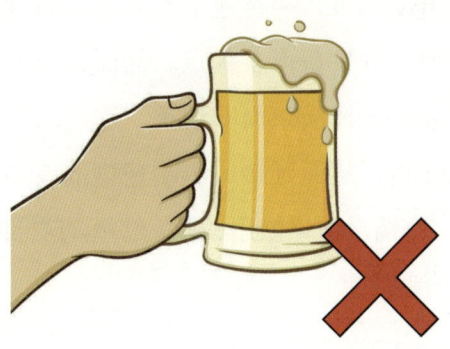

现有研究表明，饮酒是银屑病发病的独立危险因素，可加重临床症状，还会降低治疗效果。乙醇可通过影响多胺、精胺及腐胺的合成途径来调节细胞的增殖和分化；能损伤免疫应答，干扰T淋巴细胞的功能，进而影响细胞介导的免疫反应；可以直接扩张血管，使血管通透性增加，利于血液中的中性粒细胞游出，促进炎症反应。由此可见，喜欢饮酒的患者应减少饮酒的频次和量，直至戒掉。

7. 银屑病患者能喝茶吗？

银屑病患者可以喝茶，喝茶通常不会对银屑病的病情产生不利影响。茶有多种类型，且具备诸多优点。然而，在治疗期间，建议患者最好避免喝茶，或者选择淡茶而非浓茶。这是因为茶水中的某些物质可能与药物发生作用，从而延缓或影响药物的效果。如果患者确实喜欢喝茶，应根据自身情况适量饮用，避免过量。这样既能享受茶的美味，又能确保不影响治疗效果。

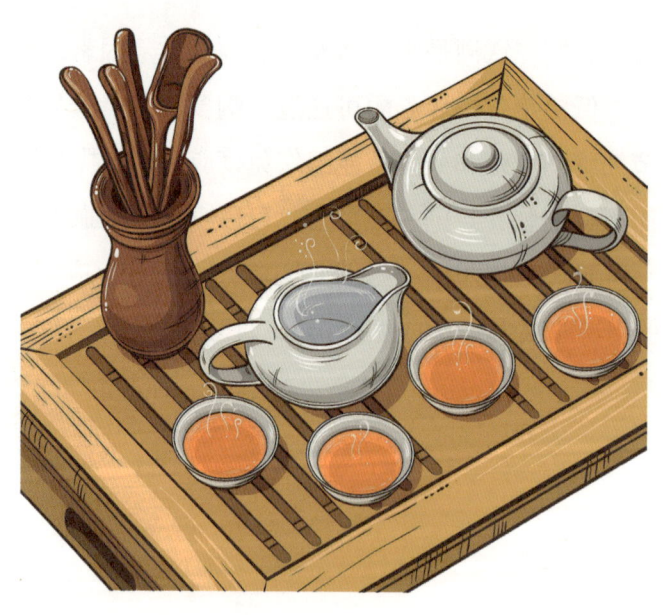

8. 银屑病患者能喝牛奶和饮料吗?

银屑病患者只要对牛奶不过敏,是可以喝牛奶的。牛奶含有丰富的蛋白质、维生素和钙元素,对于补充人体所需的营养非常有益。由于银屑病会导致皮肤表面产生白色鳞屑,可能会丢失部分蛋白,因此在患病期间,适量补充蛋白质是必要的。而牛奶作为一种非刺激性饮品,不会对病情产生负面影响。

然而,对牛奶过敏的患者应避免饮用。同时,饮用牛奶后,患者应注意观察病情是否出现加重的情况。

此外,银屑病患者也可以适量喝饮料,但需注意控制摄入量。因为大部分饮料含有糖分,过量饮用可能会导致体内血糖升高,对身体健康不利。适量饮用饮料,保持血糖稳定,有助于患者的整体健康管理。

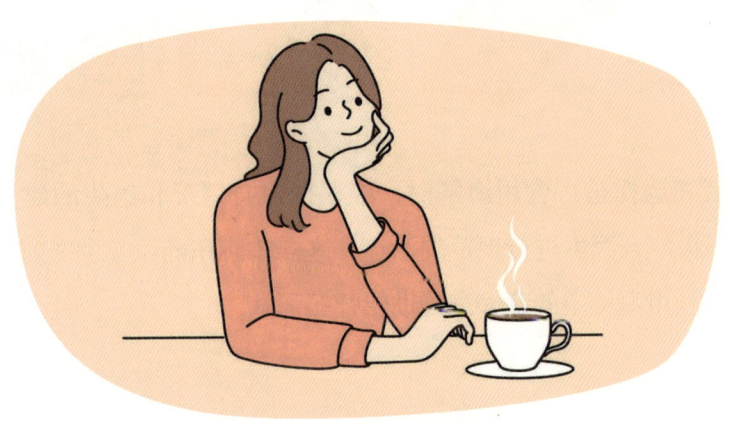

9. 银屑病患者能吃海鲜吗？

目前的研究结果尚未证实食用海鲜与银屑病之间的相关性。考虑到海鲜是优质蛋白质的来源之一，也是沿海地区饮食结构的重要组成，盲目忌食海鲜可能会影响部分患者的生活质量。

因此，《中国银屑病患者饮食管理指南（2023）》建议银屑病患者不必特意忌食海鲜。有过敏史的患者应避免摄入过敏的海鲜食物。对于有过食用淡水鱼经历且未出现病情加重或诱发的患者，可以适量食用淡水鱼。

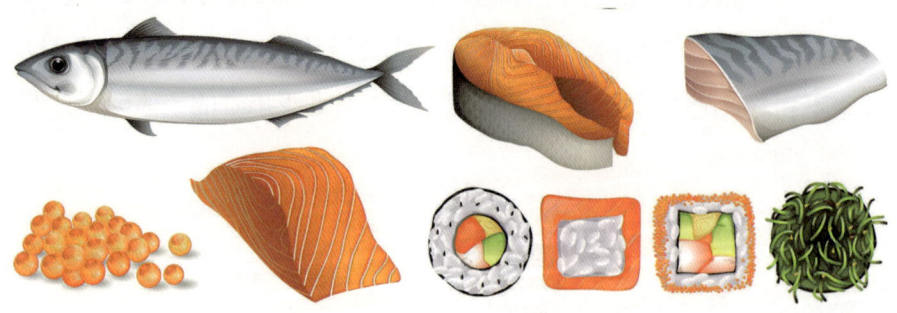

患者在选择是否食用海鲜时，应根据自身情况和医生的建议来决定，并积极配合医生进行规范的治疗，这样才能在确保安全的前提下，尽可能地利用海鲜中的营养来辅助治疗银屑病。

10. 银屑病患者能吃腌制食物吗？

腌制食品在加工过程中可能产生大量的致癌物质亚硝胺，同时其本身含有的高量亚硝酸盐在人体内与胺类物质反应也可能生成亚硝胺。有研究报告指出，腌制食品可能增加鼻咽癌等恶性肿瘤的发病风险，还可能是原发性肝癌和胃癌的危险因素。

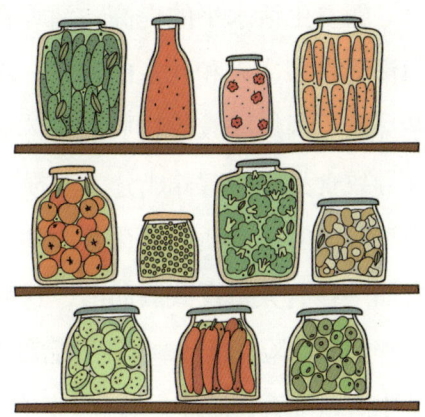

腌制食品中的促炎生物活性成分可能通过影响炎症机制来引发或加重银屑病及并发症的病情。腌制食品中的高盐成分不仅会加重肾脏负担、增加心血管疾病的风险，还可能通过影响免疫细胞功能而导致炎症性疾病或自身免疫性疾病的发生。德国的一项新研究还发现，过量摄入食盐可能与过敏性皮炎的发生有关。

此外，大量摄入腌制食品往往会导致新鲜蔬菜的摄入量减少。鉴于银屑病与代谢综合征之间的密切关系，建议银屑病患者避免重口味食物，尤其是腌制食品。

11. 银屑病患者能吃油炸食物吗？

随着生活水平的提高，油炸食品因其酥脆可口、香气扑鼻的特点而深受许多成人和儿童的喜爱。然而，油炸过程中产生的过氧化物、杂环胺、丙烯酰胺等物质对人体健康构成潜在威胁。此外，高温油炸会导致食品中的营养成分大量损失，如维生素 C、维生素 B_2 和必需脂肪酸，同时蛋白质的消化吸收率也会明显下降。更为严重的是，油炸食品中含有大量反式脂肪酸，这种脂肪酸的过量摄入会显著增加心脏病猝死的风险。而且，油炸食品难以被消化液分解，可能引发肠胃不适。从中医角度看，油炸食品有一定的燥热性，会加重肠胃和肝脏的负担。

研究表明，高脂肪和高糖饮食是银屑病患病的危险因素。因此，预防银屑病应尽量减少这些不健康饮食的暴露。同时，由于银屑病被认为是心身疾病，长期控制饮食可能会加重患者的焦虑情绪，导致内分泌失调、神经功能紊乱和心情抑郁。因此，建议患者在保持健康饮食习惯的同时，也要注重个体化需求，避免盲目忌口，以兼顾生活质量。

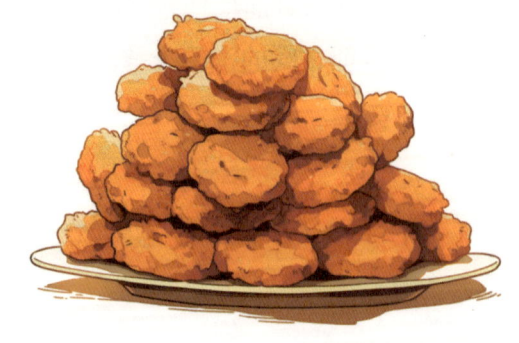

12. 银屑病患者能吃辛辣刺激的食物吗？

要明确"辛辣刺激食物"对银屑病的影响，我们首先要了解何为"辛辣刺激食物"。这类食物包括葱、姜、蒜、辣椒、花椒等，它们在日常生活中广泛被使用。

传统上，人们认为这些食物会对皮肤黏膜产生刺激，可能加重炎症性疾病，还会刺激肠胃，导致不适。特别是辣椒素，有研究指出它可能通过刺激肠道转化生长因子来促进银屑病的炎症过程。然而，目前并未有研究结果显示喜食辛辣与银屑病发病有直接关联，甚至出现过辣椒素有效治疗银屑病的报道。

洋葱和大蒜等辛辣食物中的某些化合物具有抗菌、抗病毒、抗炎等药理活性,适度食用理论上可能对银屑病患者有益。但银屑病是一种受多种因素影响的复杂疾病,其发病与遗传、环境、饮食心理等多种因素有关。尽管有研究探讨了银屑病的发病原因,但结果并不完全一致。

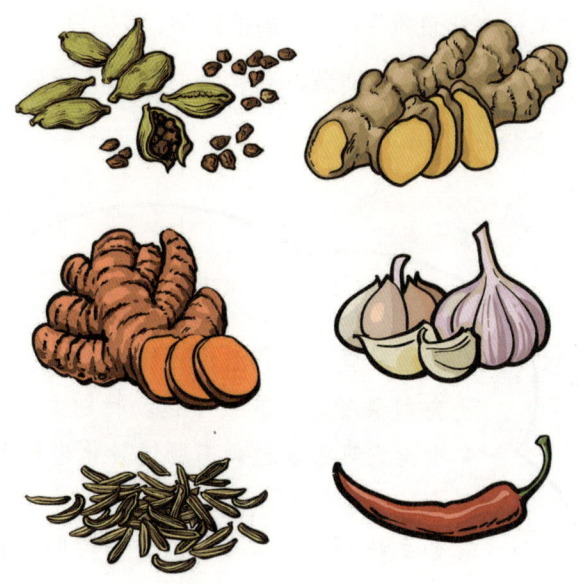

目前,缺乏大样本研究来明确证实食用辛辣刺激食物与银屑病病情加重之间的关联性。考虑到南北方的饮食习惯和食物耐受性的巨大差异,以及某些地区的居民有食辣的习惯,是否需要禁食辛辣刺激食物,应充分考虑所处环境和个人的饮食习惯及耐受程度。因此,对于银屑病患者来说,在食用辛辣刺激食物时,应根据自身情况适量选择。

13. 银屑病患者能吃生冷食物吗？

生冷食物，如冰水、雪糕、生果蔬和生肉类，对于脾胃虚弱的银屑病患者来说应当谨慎食用。由于多数银屑病患者存在脾胃虚弱和体内湿气重的问题，过量摄入生冷食物可能引发腹痛腹泻，进一步损伤脾胃，不利于疾病的恢复。

新鲜的蔬菜水果富含维生素和膳食纤维，对皮肤修复和增强机体抵抗力有积极作用，银屑病患者每天适量食用有助于疾病恢复。然而，需要注意的是，食用前应确保蔬菜水果清洗干净，且最好选择应季的产品，以符合中医"因时、因地"制宜的原则。

肉类含有丰富的微量元素和优质蛋白，有助于提高机体免疫力，但由于其可能携带寄生虫，且多为寒凉食物，容易加重体内湿气，因此不建议银屑病患者生食，简单烹饪后的熟食才是安全和健康的选择。

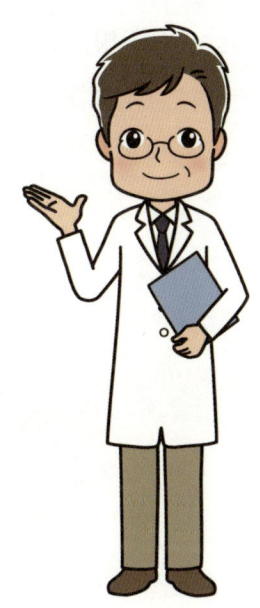

总的来说，银屑病患者在饮食上应避免过多摄入生冷食物，尤其是冰冻和生食。

14. 银屑病患者能吃甜食吗？

甜食中通常含有维生素、果糖、葡萄糖以及抗氧化物质，这些成分能为人体提供必要的能量，维护细胞功能，并促进新陈代谢。对于银屑病患者而言，适量摄入甜食可能带来一定的积极影响。

然而，另一方面，我们也必须警惕高糖饮食的潜在风险。多项研究指出，高糖饮食、体重增加以及肥胖代谢综合征都是银屑病发病的危险因素。高糖饮食有促进炎症的风险，长期过量摄入甜食不仅可能导致肥胖和代谢问题，还可能诱发糖尿病，这将进一步增加银屑病的治疗难度。

因此，对于银屑病患者来说，虽然生活中可以适度享受一点"甜"，但一定要注意控制摄入量，避免长期大量食用甜食。

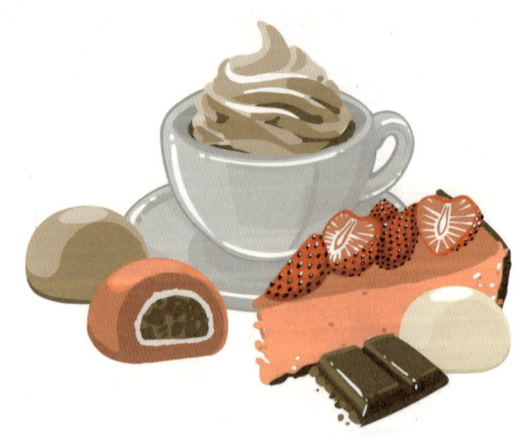

第七章 养成良好的生活习惯

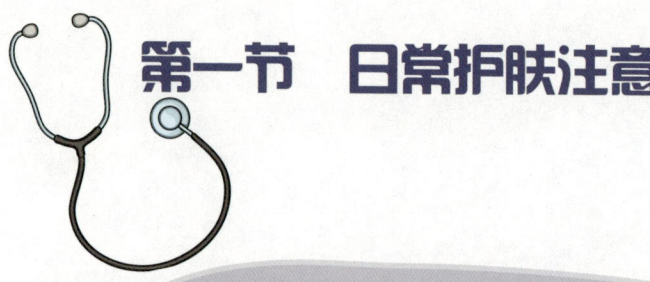

第一节 日常护肤注意事项

对于本身皮肤屏障受损的银屑病患者而言，皮肤更加干燥，鳞屑也较厚，因此做好皮肤护理尤为重要。持之以恒的皮肤护理不仅能够做到辅助治疗，还能预防银屑病的复发。那么，日常生活中，在进行洗澡、染发等一些与皮肤有关的事宜时，应该注意什么呢？

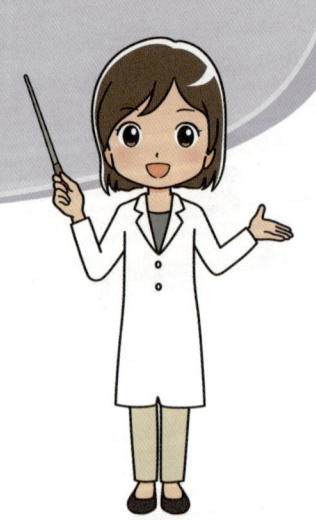

1.银屑病患者如何选择贴身衣物？

由于衣物直接与皮肤接触，选择合适的贴身衣物显得尤为重要。应以纯棉为主，尽量减少对皮肤的刺激。避免穿着掉色的衣物，建议选择单色、浅色且静电小的纯棉衣物。

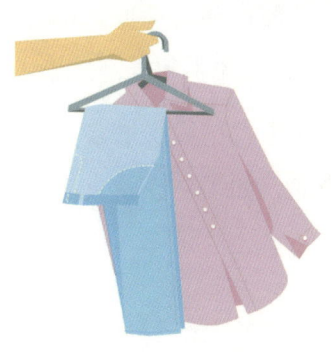

除了纯棉衣物，丝织、纤维类及羊毛类衣物也会摩擦皮损处，特别是在干燥季节，容易产生静电，刺激皮损部位瘙痒加重，因此应尽量避免。同时，要选择松紧适宜的衣物，过紧的贴身衣物不仅会增加束缚感，还可能因摩擦对皮肤造成刺激，影响血液循环，从而加重病情。

贴身衣物需要勤清洗、勤晾晒，若衣物沾染灰尘、油脂等，应及时更换，以避免病原体滋生。

2. 银屑病患者如何洁面？

银屑病患者的皮肤较为敏感，因此，在日常生活中洗脸时，需要特别注意选择合适的水温。建议使用温水洁面，避免水温过高或过低，以免刺激皮肤。在选择洁面产品时，同样应以温和为首要考虑因素，避免使用含碱性或其他刺激性强的洁面产品。在清洁面部时，请轻轻揉搓，切勿强行剥去皮屑，以免引起局部感染。

对于护肤程序，建议患者精简护肤步骤。对于敏感性肌肤，应停用刺激性强的功效型产品，如美白、抗衰老产品，以减轻皮肤的额外负担。

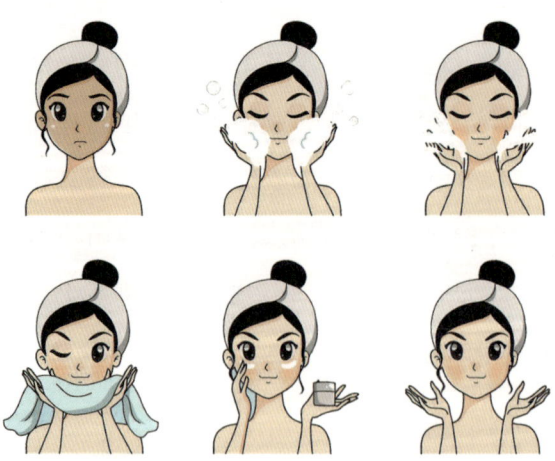

3. 银屑病患者可以使用化妆品吗？

银屑病患者可以使用化妆品，但在选择时需特别留意。为避免加重病情或导致病情复发，建议选择温和、纯植物提取的补水保湿化妆品。在使用任何化妆品之前，建议先进行过敏试验，以避免潜在的过敏反应。不建议化浓妆，且在使用化妆品之前务必仔细阅读说明书，避免使用含有激素的化妆品。

银屑病患者的皮肤较为敏感，部分化妆品中含有汞、铅、砷等重金属成分，这些成分可能对皮肤健康造成严重影响。汞的过量摄入可能导致色素脱失；铅超标不仅对皮肤有害，还可能引起神经衰弱、消化系统症状，严重时可能损害肝功能；砷的毒性也很大，过量摄入可能导致神经系统改变和周围神经病变。

因此，银屑病患者应选择正规品牌的化妆品，避免使用劣质化妆品。在使用化妆品过程中，如出现任何不适或症状加重，应立即停止使用并就医咨询。通过合理选择和正确使用化妆品，可以有效保护皮肤健康，减轻银屑病的症状。

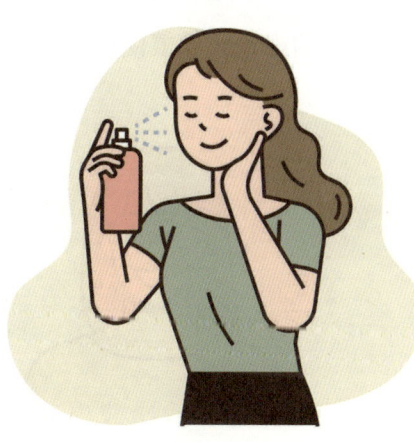

4. 银屑病患者可以烫发和染发吗？

染发和烫发对人体健康有一定的潜在危害，包括影响胎儿发育、发质受损、过敏等问题。染发剂中含有化学物质，其中可能包括致癌物质。虽然偶尔染发对身体健康影响不大，但频繁染发、烫发可能诱发机体细胞恶变，增加癌症风险，如白血病。长期频繁染发还容易导致头发失去光泽，变得干枯。染发剂中的成分可能对头皮造成过敏反应，对过敏体质的人群来说尤其需要注意。

如果皮损仅限于身体皮肤且病情不严重，可以烫发，但不应过于频繁。若头皮上存在病变，烫发、染发会导致皮肤敏感、瘙痒、脱屑、出血等症状，接触化学物质可能使病情加重，严重情况下还可能诱发感染。因此，在选择烫发、染发产品前，应对患者的皮肤进行测试，若出现红肿、小红点或皮肤瘙痒等过敏反应，应立即停止使用该产品。过敏体质的患者应谨慎使用烫发、染发产品。

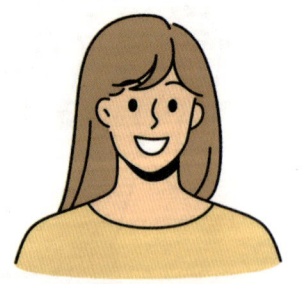
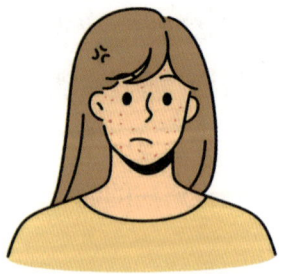

养成良好的生活习惯 7

小李是一位大学生，周末与同学相约去染发，顺便烫了个大波浪发型。然而，这次烫发和染发经历却让她体会到了前所未有的痛苦。满心欢喜的她，在染完头发的第二天，全身竟然长满了红疹，并伴有瘙痒和疼痛。随着时间的推移，这些症状并未缓解，她意识到事情的严重性，便赶紧前往医院皮肤科就诊。医生得知，小李染完头发后只是洗了个澡，就全身长满了疹子，便怀疑是染发剂过敏。原本就是过敏体质的小李，没想到会因一次简单的美发操作而患上银屑病。

医生告诉小李，这种现象在银屑病患者中相当常见，尤其是对某些化学物质具有高度敏感性的人。

小李的案例提醒我们，在追求美丽的同时，要对自己的身体有足够的了解。特别是过敏体质的人群，在接触可能引起过敏反应的化学物质时，更应保持警惕。

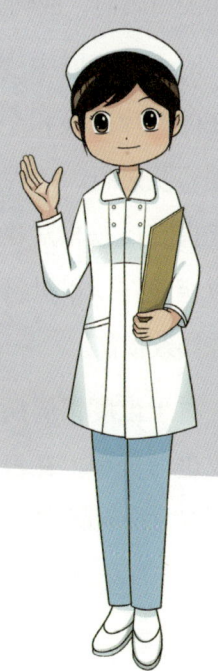

5. 得了银屑病，还可以美甲吗？

在美甲过程中，美甲师会锉薄指甲，这可能导致指甲表层受损。长期这样做会使指甲变薄，增加指甲断裂的风险。美甲产品，如指甲油、去脂剂和润泽剂等，可能含有化学物质如丙酮和乙酸乙酯，这些物质对人体皮肤和黏膜有潜在的刺激性。长期接触这些化学物质可能导致指甲过敏，表现为瘙痒、红肿等症状，并可能增加感染的风险。

美甲店中使用的工具和设备若消毒不彻底，或多人共用一套工具，可能传播细菌和病毒，进而引发如灰指甲、甲沟炎等感染疾病。因此，选择美甲店时，应特别关注卫生条件和设备消毒情况。

对于轻度或中度银屑病患者而言，虽然可以尝试美甲，但需考虑潜在的治疗风险和个人特殊需求。如果选择美甲，建议在专业美甲店或美容院进行，确保使用的美甲产品无害且安全。同时，美甲的时间应选择在皮损相对稳定时进行，避免加重现有皮损。在美甲过程中，也应避免对指甲进行过多的加强或拓宽处理，以防刺激指甲周围的皮肤并导致损伤。

对于重度银屑病患者，由于美甲过程中存在较高的风险，因此不建议进行美甲。在日常生活中，患者应密切关注个人卫生和指甲的健康状况，如有异常应及时就医。

6. 银屑病患者可以文眉吗？

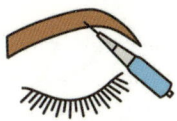

文眉是一种常见的美容方式，但关于其与银屑病之间是否存在必然联系，目前仍存在争议。文眉是通过针刺方式在皮肤上植入颜料，以塑造眉毛形状。这一过程中，皮肤可能会受到一定的创伤，形成小伤口。若操作者手法不当或后期护理不到位，可能导致局部感染。同时，由于银屑病患者的皮肤较为敏感，文眉过程中使用的颜料等化学物质可能引起过敏反应。

现有研究表明，皮肤注射、瘢痕和手术等可能触发银屑病，即原本没有银屑病皮损的部位，因局部刺激或炎症反应而出现新的银屑病皮损。

值得注意的是，尽管文眉手术与银屑病的发生有一定关联，但这并不意味着所有接受文眉手术的人都会患上银屑病，个体差异、基因背景、环境因素等多种因素都会影响银屑病的发病风险。

因此，对于银屑病患者，建议在接受文眉手术前咨询专业医生，评估风险并谨慎决定。对于未患银屑病但有意进行文眉的人，应选择经验丰富的专业机构和操作者，并遵循正确的后期护理方法，以减少感染和其他并发症的风险。同时，保持皮肤健康，避免过度刺激和损伤，这对于预防银屑病的发生同样重要。

7. 得了银屑病后，是否需要每天洗澡？

一般健康人群每周洗澡 1～2 次即可。银屑病患者由于表皮细胞增殖代谢加快，每天都会产生大量皮屑，因此皮肤表面清洁尤为重要。必要时银屑病患者可以每天洗澡。洗澡的持续时间，根据患者所选水温高低以及个人耐受情况而不同，一般以 20～30 分钟为宜。如果水温低、患者耐受性较好，洗澡时间可以延长一些；而水温高、耐受性较差时，则应短一些。总之，洗浴应以不刺激皮损、患者不感觉疲劳和无不适感为度。

洗浴的方式以淋浴为主，有条件者可以选择泡浴，如中药浴、温泉水浴、离子水浴等。浸泡过程中需严密监测患者状态，了解患者对水温的耐受程度，随时调整水温。同时注意水位应保持在心脏位置以下，避免胸闷、心慌甚至溺水。如有不适，应立即停止药浴，平卧休息，以降低不良事件发生率。

如果使用药浴，为延长药物作用时间，浴后不宜再用清水冲洗皮肤。在擦干皮肤上的水滴后，应立即外涂润肤剂或其他外用制剂。

饭前饭后不宜洗浴。洗浴前应避免剧烈活动，尤其是老年患者，以防洗浴时突发心脑血管意外。沐浴后应注意保暖，夏天不能马上吹风扇或冷气，以防患者着凉。可喝少许热饮，休息 10~15 分钟后方可从事其他活动。

8. 洗浴时是不是水温越高越好？

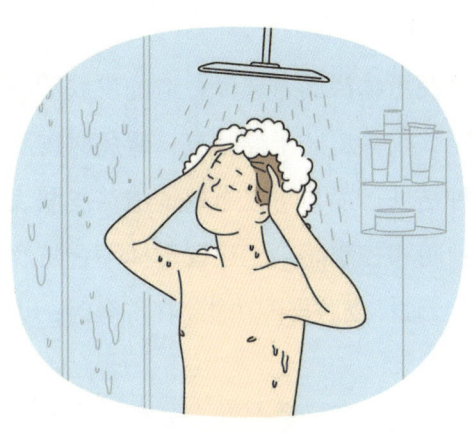

洗浴时水温的选择一般以 35 ℃～40 ℃为宜。水温过高（＞40 ℃）会刺激皮损，产生不利影响；水温过低（＜35 ℃）则不能较好地软化鳞屑和促进皮肤血液循环，不利于皮损消退。也可以根据皮损的类型来选择水温，如进展期有渗出的皮损、红皮病型、脓疱型皮损，这些都不宜接受过强的刺激，因此水温应调低一些；而对于静止期肥厚的斑块型皮损，水温则可以稍高一些。

温水洗浴可有效升高皮肤温度，促进毛细血管扩张及血液循环，增加局部血液携氧量，改善微循环，维持皮肤正常的新陈代谢。值得注意的是，老年人或因某些疾病导致对温热刺激感觉迟钝的人应特别小心，需要家属协助确定水温，以防发生烫伤。此外，洗澡时还应注意调整环境温度，以防受凉感冒而导致银屑病加重。

9. 洗澡时可以用沐浴露吗？

洗澡时可以使用沐浴露。选择合适的皮肤清洁用品，并采用正确的清洁方式，能够改善皮肤干燥状况，避免对皮肤屏障功能的损害。沐浴露作为一种洁肤产品，可以有效地清洁皮肤表面的污垢，去除有害细菌，从而预防和控制感染。建议选择不含防腐剂和添加剂的沐浴产品，以免进一步破坏皮肤屏障功能。在洗澡时，可以轻轻涂抹沐浴露，并注意控制好水温。

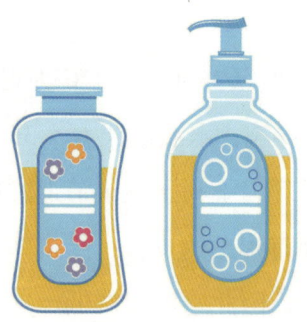

人体皮肤的正常 pH 值范围为 5.0～7.0，这表明皮肤处于弱酸性状态。这种弱酸性环境有助于抑制致病微生物的生长，并维持皮肤屏障的稳定。因此，银屑病患者可以选择与人体 pH 值相近的氨基酸沐浴露，避免使用清洁力过强的皂基产品，同时不建议使用具有去角质功能的浴盐。

10. 搓澡会加重皮损处的损伤吗?

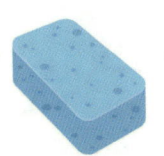

大力搓澡一时爽,后患无穷危害多!搓澡巾质地硬且粗糙,使用时若用力搓擦,虽然能一时去除皮损,但对皮肤的伤害极大,可能带来诸多后患。首先,使用搓澡巾极易造成皮肤机械性损伤,导致局部皮肤破损、出血,进而引发皮肤同形反应,即在皮肤破损处出现新的银屑病皮疹。其次,过度使用搓澡巾会使角质层过度脱落,破坏皮肤屏障功能,加速皮肤中水分的流失。这会导致皮肤敏感度增加,防御能力减弱,可能出现皮肤干燥、紧绷、脱屑等症状。此外,受损的皮肤更容易受到外部环境中的过敏原刺激,从而引发皮肤敏感、刺痛、瘙痒、红血丝等问题。细菌、微生物等外界病原体也可能趁机侵入皮肤,造成局部感染,导致丘疹、粉刺等症状的出现。另外,皮肤抵御紫外线的能力也会因此降低,使得皮肤更容易出现暗沉和衰老。

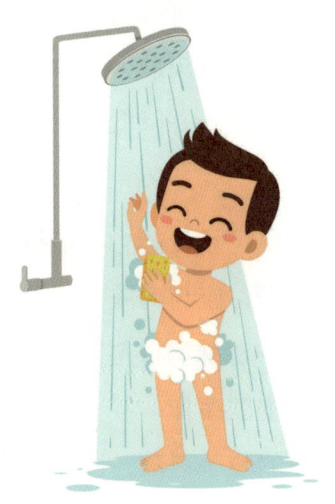

因此,银屑病患者应谨慎搓澡,以免对皮肤造成不必要的伤害。

11. 沐浴后如何护肤？

沐浴后应避免让皮肤自然风干。有些人认为，洗澡后皮肤表面水分附着时间越长越有利于保湿，但这其实是一个错误的护肤观念。停留在皮肤表面的水分会带走热量，刺激毛细血管收缩，反而会加速皮肤干燥。因此，洗澡后应及时擦干皮肤，并在10分钟之内涂抹润肤乳。

浴后皮肤处于清洁湿润状态，毛孔仍处于舒张状态，此时各种外用制剂容易吸收渗透。因此，浴后立即涂抹外用制剂能大大提高药物的吸收利用率和治疗效果。

据报道，在世界范围内，使用润肤剂作为银屑病单一疗法的比例为1%~23%，尤其是妊娠期、哺乳期及儿童期的银屑病患者，润肤剂更被推荐为一线治疗手段。使用润肤剂有助于修复皮肤屏障功能、增加皮肤水含量、软化角质、减少鳞屑、减轻瘙痒、改善皮肤渗透性，还能提高局部外用糖皮质激素的疗效，辅助治疗疾病，并降低复发的频率或减轻复发的程度。

在选择润肤剂时，应考虑个人的舒适度和经济承受能力。值得注意的是，如果局部外用糖皮质激素或免疫调节剂，应与润肤剂的使用至少间隔30分钟，而他克莫司则需间隔2小时。涂抹润肤剂时，应顺着毛发生长的方向进行，以避免反复摩擦造成皮肤瘙痒，甚至引发毛囊炎。此外，在使用灌装润肤剂时，应用干净的勺子舀取，以免造成污染。

12. 银屑病患者适合日光浴吗？

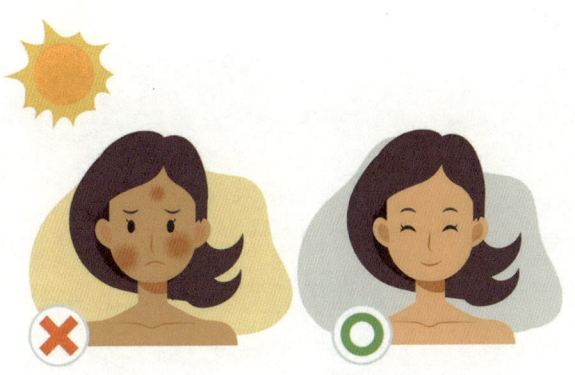

日光浴作为一种利用日光进行锻炼或防治慢性病的方法，主要是通过让日光照射到人体皮肤上，引发一系列理化反应，以达到健身和治病的目的。

日光浴具有诸多益处，因为日光中包含紫外线、红外线和可见光，这些光线对改善人体新陈代谢、提高机体抗病能力大有裨益。对于银屑病患者而言，适当晒太阳是有益的。太阳光中的紫外线能促进维生素D的合成，有助于体内钙的吸收，同时能刺激毛细血管扩张，加速血液循环，从而有助于减轻症状。

然而，在进行日光浴时需要注意选择合适的时间段并控制每次晒太阳的时间。在夏季，由于紫外线较强，建议选择清晨或傍晚时段进行日光浴，此时紫外线相对较弱，每次晒太阳的时间控制在15分钟以内。而在冬季，由于紫外线相对较弱，可以在任何时间段进行日光浴，每次晒太阳的时间可延长至20分钟，以免晒伤。

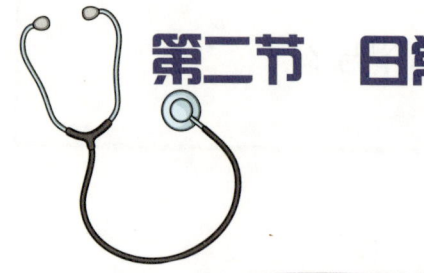

第二节 日常生活注意事项

世界卫生组织将银屑病定义为生活方式疾病，各种不良的生活方式导致银屑病的诱发或加重，包括缺乏运动、熬夜、抽烟饮酒等不良的日常生活习惯。养成健康的生活方式对银屑病患者来说，是头等大事，那么在日常生活中，我们应该注意些什么呢？

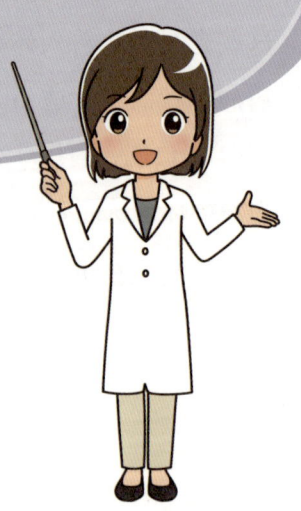

1. 居住环境对银屑病患者有哪些影响？

有研究表明，居住环境对银屑病发病具有一定的影响。如果居住在潮湿的地下室或阴面，这些环境对银屑病患者都有不利影响。患者应居住在阳面、向阳的地方。在季节变化时，特别是春季、秋冬季，银屑病容易复发，因此，适合居住在阳光充足、温暖的房间。

还有研究表明，居住环境与银屑病发病有密不可分的联系。研究显示，噪音、潮湿、污染等环境因素都可能对银屑病产生影响。

"潮湿"指的是居住的房屋周围是否常年湿润，潮湿环境也容易引起皮肤浸渍、糜烂及大量细菌繁殖，从而导致一系列的皮肤病理改变。

"噪音"指的是周围是否有铁路、公路、工厂、娱乐场所等产生的声音刺激，这些声音可能干扰人们的正常生活，引起睡眠不足、精神紧张。

"污染"则指的是平时生活中是否经常接触烟尘、化肥、农药等污染物。

2. 熬夜会诱发银屑病吗？

睡眠对恢复和维持生理功能和健康至关重要。睡眠障碍对许多生理过程、健康状况、功能和生活质量有不利影响，同时会增加缺血性心脏病和脑卒中的风险。

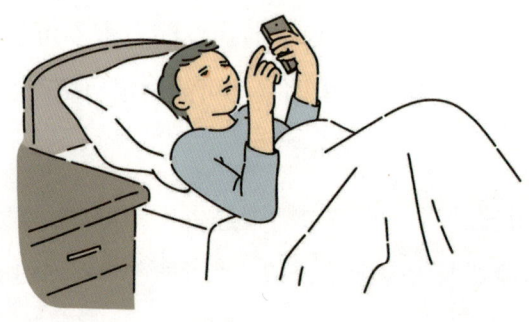

对于银屑病患者而言，保持充足的睡眠至关重要。睡眠不足、经常熬夜容易导致人体免疫功能紊乱，使人体处于应激状态，进而影响神经-体液调节功能和内分泌功能。这些功能紊乱可能诱发或加重银屑病。

此外，熬夜还可能导致头痛、记忆力下降等问题，影响认知能力和注意力，从而可能诱发银屑病。因此，保持充足的睡眠和进行适度的锻炼，对于预防银屑病及其他疾病具有重要意义。然而，需要明确的是，熬夜确实会增加患银屑病的风险，但这并非唯一因素。

3. 为什么有时候控制不住总想挠？

研究表明，挠痒能够激发"愉悦感"，这与神经系统的奖励机制有关，所谓"越挠越痒，越痒越挠"的循环，部分原因就在于此。如果感到痒就坐下来专心抓痒，往往会陷入越抓越痒的境地。

此外，"传染性瘙痒"也是一种可能的现象，即通过观察他人挠痒或仅仅是谈论痒的话题，就可能诱发瘙痒感，那么这种瘙痒便有可能是被"传染"来的。

精神心理因素，如抑郁、焦虑、精神紧张等不良情绪，也可能引起瘙痒。这些情绪会导致交感神经过度兴奋，从而引发瘙痒感。一些精神疾病患者可能本身就会出现感觉异常，如总感觉身上莫名瘙痒或有小虫子在爬。

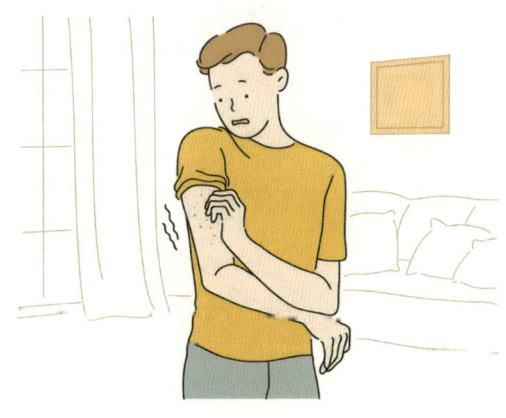

研究显示，与无瘙痒的银屑病皮肤相比，瘙痒皮肤中的含有白细胞介素-2（interleukin-2，IL-2）的淋巴细胞数量有所增加。同时，瘙痒患者的皮肤和血清中肿瘤坏死因子-α（TNF-α）水平升高，这与疾病的严重程度显著相关。

慢性炎症反应、疼痛以及瘙痒会提升大脑的应激水平，进而调节周围的炎症、瘙痒和疼痛程度。在压力刺激下，促肾上腺皮质激素释放激素（CRH）受体可以分泌CRH和血管内皮生长因子，从而增加皮肤血管通透性，引发神经炎症和瘙痒。

气候的变化，如炎热的夏季或干燥的冬季，气温与湿度的改变也可能引发瘙痒。

在日常生活中，如果需要清洗衣物或碗筷，请佩戴手套。因为频繁使用清洁用品可能会过度去除皮肤最外层的皮脂保护层，导致皮肤屏障受损。一旦皮肤屏障功能受损，皮肤将失去基础防护，皮脂分泌减少，皮肤敏感性增加，从而容易引起瘙痒。

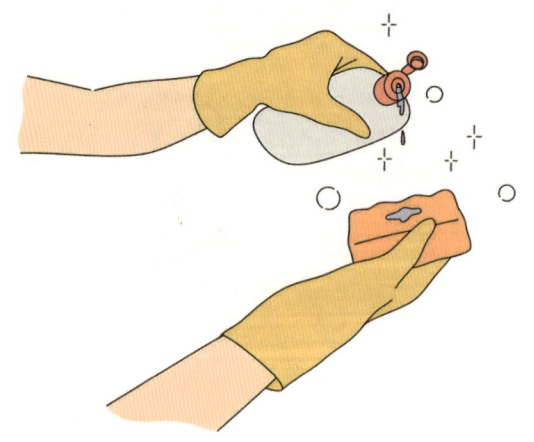

4. 搔抓对皮肤会产生哪些刺激？

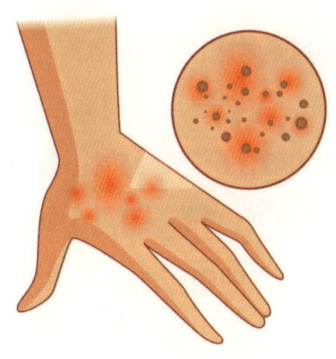

皮肤搔抓对皮肤而言是一种直接的物理刺激，它可能带来一系列不良影响。首先，长期搔抓容易造成皮肤破损、红肿甚至疼痛。这些破损的皮肤为细菌提供了侵入的途径，可能引起皮肤感染，从而使红肿和疼痛进一步加剧。此外，搔抓还会导致表皮的角质层脱落，使得真皮的毛细血管暴露在外，令神经末梢变得更为敏感，形成"越抓越痒"的恶性循环。

长期且反复的搔抓会让皮肤持续处于炎症状态，这极易诱发慢性皮肤病，例如湿疹和神经性皮炎等。另外，持续的搔抓还会在皮肤上留下明显的抓痕和血痂，严重时甚至可能导致皮肤皲裂和色素沉着。这些变化会逐渐使皮肤变得厚重、粗糙，并可能出现湿疹样改变。

5. 缓解瘙痒的小妙招有哪些？

根据医嘱使用抗组胺药物和外用药物，可以有效缓解瘙痒。同时，减少沐浴频次也是关键，冬季建议每周沐浴 1～2 次，而且水温不宜过热。沐浴时应避免使用碱性肥皂，同时不要用搓澡巾搓擦皮损部位，以免加重症状。浴后立即涂抹润肤霜有助于保持皮肤湿润。

此外，还可以选择适宜的中药药浴、海水浴、温泉浴等方式来缓解瘙痒。例如，楮桃叶富含高蛋白、氨基酸、维生素等，具有良好的润肤和止痒效果。研究显示，使用楮桃叶熏洗疗法治疗银屑病，能有效控制瘙痒和皮损症状，且安全可靠。

为避免夜间无意识挠抓，可以在睡前佩戴棉质手套。同时，采用局部拍打法也能适度缓解瘙痒感。衣着方面，建议选择舒适宽松的棉质服装，避免衣领过硬，以保持皮肤清凉舒爽。

中医疗法如耳穴压丸、揿针等也是缓解瘙痒的有效手段。此外，调整心态、丰富业余生活以及转移注意力也能在一定程度上减轻瘙痒感。例如，在痒的时候可以尝试做一些感兴趣的事情，如听音乐、看电影等，以分散注意力。

需要特别注意的是，虽然使用热盐水烫洗或大蒜、醋擦洗等方法可能暂时有止痒效果，但这些做法会破坏皮肤屏障，加重皮损，因此并不推荐。患者应遵循科学的治疗方法，以保护皮肤健康。

6. 瘙痒与疼痛真的会"相爱相杀"吗？

瘙痒是银屑病的常见症状之一，主要由炎症反应过程中释放的化学物质如组胺、白细胞介素等刺激皮肤神经末梢引发。这些物质不仅导致皮损部位瘙痒，还可能影响非皮损区域。此外，银屑病患者的皮肤角质层细胞角化异常、排列疏松，破坏了正常的皮肤屏障功能，导致水分丢失和皮肤干燥，从而进一步加剧瘙痒感。

少部分患者会感到疼痛，这主要是由皮肤炎症所引发的。炎症反应会导致皮肤红肿、温度升高，进而刺激疼痛神经末梢，产生疼痛感。对于关节病型银屑病的患者，病变可能累及关节，引发关节炎症和周围组织损伤，从而导致关节疼痛。

瘙痒和疼痛是两种不同的主观感受，其治疗方法也有所区别。针对瘙痒，可能会采用抗过敏药物和局部涂抹止痒药膏来缓解症状，同时建议患者在日常生活中避免过冷、过热等刺激。而对于疼痛，通常会使用抗炎药物、止痛药以及保湿霜等进行治疗，以减轻炎症反应，缓解皮肤红肿，从而减少疼痛。医生需要根据患者的具体症状制订个性化的治疗方案，以减轻患者的痛苦。同时，患者也应注意保持良好的皮肤状态，避免过度搔抓和刺激皮肤，以减轻症状并促进疾病康复。

7. 银屑病患者可以献血吗？

根据《献血者健康检查要求》（中华人民共和国国家标准 GB 18467—2001）规定，有下列情况之一者不能献血：

慢性皮肤病患者，特别是传染性、过敏性及炎症性全身皮肤病，如泛发性湿疹及全身性银屑病等。

献血时针刺伤处易发生同形反应，诱发新皮损，所以银屑病患者不建议自行随意献血，具体情况请咨询医生权衡利弊后执行。

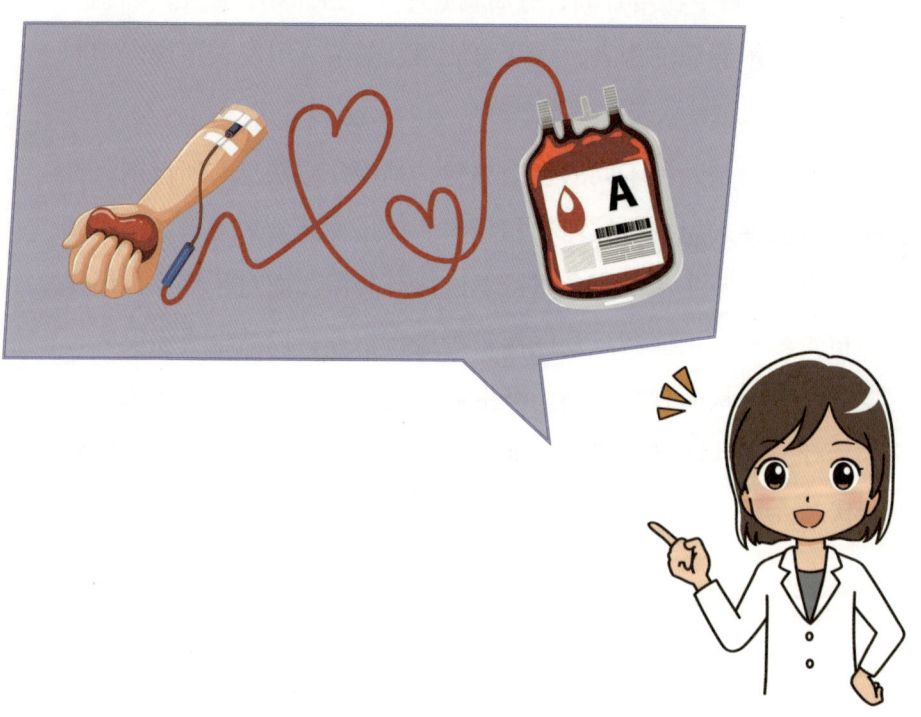

8. 睡眠障碍对银屑病患者有怎样的影响？

睡眠障碍在银屑病患者中较为常见，调查发现，部分患者存在睡眠障碍的问题。长期睡眠紊乱、睡眠质量下降会导致人体生物钟紊乱，神经内分泌和免疫系统功能下降，影响人体正常代谢功能，从而导致疾病的复发。尽管现有的基础研究尚未揭示银屑病的发病机制与睡眠调节机制之间的具体关联，但二者均与心身整体状态关系密切。

在临床上，造成睡眠障碍的主要因素是瘙痒。夜间瘙痒加重的主要原因与体内激素水平的调节有关。一般来讲，早上或上午糖皮质激素分泌水平比较高，可以抑制炎症反应，使瘙痒症状减轻；但到了晚上，糖皮质激素分泌减少，瘙痒的情况就会加重。

目前针对银屑病瘙痒与睡眠障碍相关性的研究仍较少，良好的睡眠有助于提高机体免疫力，因此有睡眠障碍的患者应积极改善睡眠。

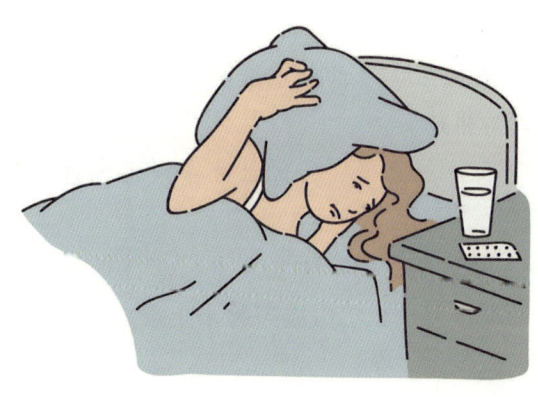

9. 如何提高银屑病患者的睡眠质量？

专家建议采取健康的医学模式，并制订合理的方案来改善银屑病患者的睡眠质量。这包括注重健康宣教、改变不良生活习惯，以及进行一些干预性的放松训练，如生物反馈、中医耳穴压丸治疗、中药药浴等，还可以采取以下措施：

（1）养成良好的生活习惯。晚饭不宜过晚，也不宜吃得太饱，应选择一些清淡易消化的食物。

（2）缓解夜间瘙痒。部分患者存在剧烈瘙痒，夜间尤为明显。为缓解这一症状，可以外用一些药物，或口服抗组胺药物来缓解瘙痒。

夜间瘙痒怎么办？

◇ 夜间瘙痒加重时，不要用手抓挠，会形成恶性循环，尽量以轻轻拍打的方式代替抓挠止痒。

◇ 夜间瘙痒可涂抹润肤乳等保湿霜，可明显缓解由于干燥引起的瘙痒。

◇ 夜间注意保暖，保证卧室温湿度适宜，冬季注意卧室空气湿度，夏季注意室内通风。

◇ 对于夜间瘙痒明显加重，涂抹保湿乳无明显缓解的患者，可遵医嘱口服抗组胺药物来止痒。

10. 高原环境对皮肤的影响体现在哪些方面？

高原地区环境恶劣，紫外线照射强、风大、干燥、寒冷、气压低、低氧、低温等自然因素是诱发高原皮肤病的主要因素。高原皮肤病的发生主要受高原独特自然环境和海拔高度对人体的影响，表现在以下几个方面。

🏷 强紫外线辐射

高原地带日照时间长，紫外线辐射强度明显高于平原地区。强紫外线照射到皮肤上时，产生大量自由基和炎症因子，导致皮肤灼伤和日光性皮炎。

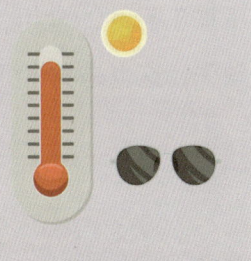

🏷 干冷空气

高原气候寒冷，空气干燥。缺氧性寒冷可降低血管一氧化氮合酶活性，使皮肤血管收缩、血流量减少，皮肤温度下降而引发冻疮、冻伤，会造成局部血液循环不良、手足多汗、营养不良和内分泌障碍。

🏷 低气压、低氧

随着海拔高度的升高，空气中的氧分压随大气压的降低也呈规律性降低。低氧能引起人体皮肤微血管内皮细胞迁移，促进其细胞凋亡，导致皮肤血管收缩，血流量减少，使表皮层较正常皮肤明显增厚，真皮层变薄。

🏷 饮食习惯

高海拔气压较低，大部分食物都要经高压加工后才能食用，从而导致维生素的大量缺失，这也是身体机能紊乱的另一诱因。

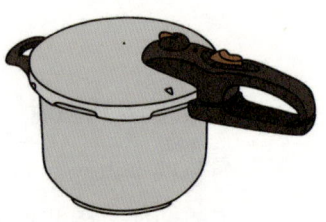

🏷 心理相关性皮肤病

高原恶劣的自然环境和饮食、睡眠不佳等因素容易使某些患者产生焦虑、紧张、抑郁等负面情绪，易诱发慢性皮肤病，如神经性皮炎、脱发、银屑病等。

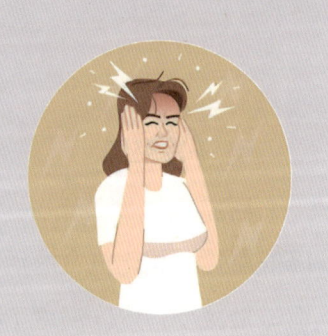

第八章　儿童银屑病知多少

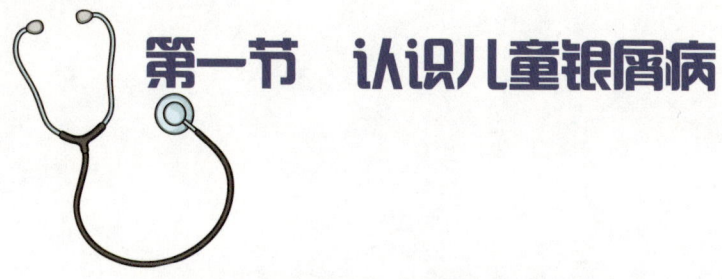

第一节 认识儿童银屑病

发生于儿童（年龄＜18岁）的银屑病为儿童银屑病，大约1/3的银屑病患者会在儿童期发病，表现为鳞屑性斑块，主要侵犯皮肤，并可累及关节、头皮和指甲，病理学上以表皮过度增生、角化异常为特点。银屑病在儿童群体的发病情况有所不同，平均发病年龄为7～11岁。

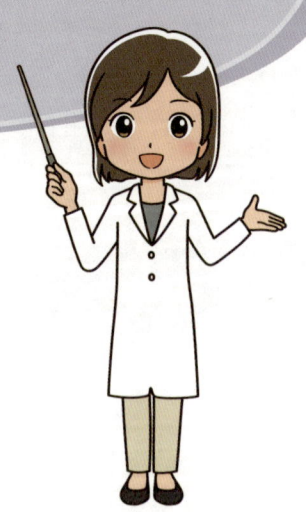

1. 儿童银屑病的特殊类型有哪些？

🏷 点滴型银屑病

点滴型银屑病也称发疹型银屑病，占银屑病患者总数的 14%～17%。本病往往与咽部链球菌感染相伴，常为急性扁桃体炎或上呼吸道感染后 2～3 周，全身突然出现较多粟粒至蚕豆大小的红色丘斑。

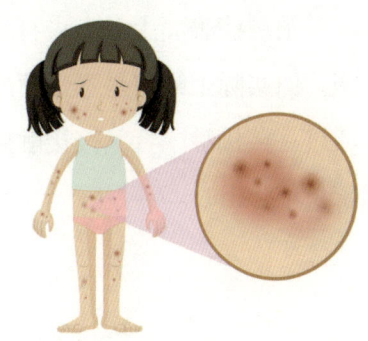

🏷 尿布银屑病

尿布银屑病好发于婴儿，多在出生数日至 9 个月内发病，以两个月左右发病多见。皮损为暗红色或红褐色大小不等、边界清楚的斑块，呈圆形、卵圆形或融合成地图形，覆有银白色层层堆积的细薄银屑。周围可见粟粒至绿豆大小的银屑病样丘疹，略呈卫星状排列，主要分布于臀、股、生殖器及下腹部接触尿布的区域，以伸面为重。可蔓延至躯干及四肢近端，头皮可出现散在性浅红色的斑片，覆以干燥性痂屑。多数患儿无瘙痒或疼痛症状。

2. 儿童银屑病会传染吗？

银屑病表面上看上去有鳞屑、有皮疹，但实际上鳞屑是不带菌的，并不会通过直接接触或者间接接触传染，因此家长不必担心。

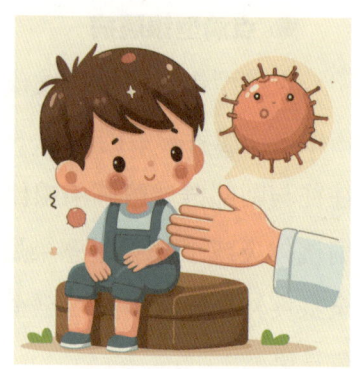

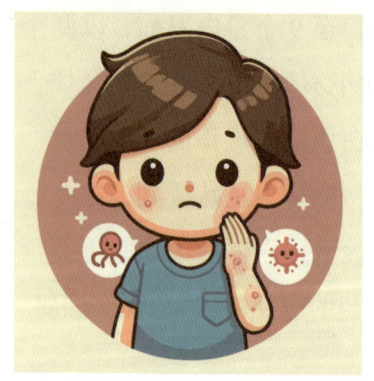

如果患儿皮肤出现破损，细菌、病毒等外来物可通过破损处进入人体，导致皮肤发炎。但需要明确的是，儿童银屑病没有传染性，所以也没有传染源，因此不存在传染途径。

3. 激素类药膏会影响儿童生长发育吗？

不少家长担心激素类药膏会引起孩子生长发育变缓。其实，外用激素药一般都是通过皮肤和黏膜吸收的，量非常少。一般来说，激素浓度只有 1%～2%，这种情况下，吸收到体内的量更少，所以外用激素类药膏对孩子身体的影响微乎其微。

此外，医生在选择激素类药膏时，一般会配合使用一些不含激素的药膏，比如优润霜、润肤霜等，既能起到比较好的治疗效果，不良反应也小。目前也有很多针对外用激素是否对儿童生长发育有影响的研究，结果也可以证实这一点。

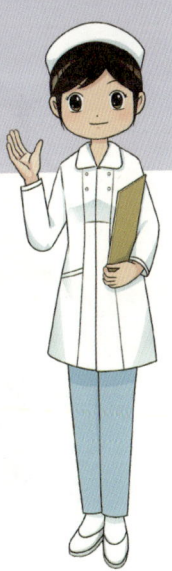

4. 父母有银屑病，会遗传给孩子吗？

银屑病常有家族发病史，并具有遗传倾向。

银屑病是一种多基因、多位点的遗传性疾病。由于多个基因位点的病变和位置决定了发病的早晚以及病情的轻重，因此，有的患者可能在婴儿期就发病，而有的患者则在老年期才发病。目前，很难通过孕前诊断或基因筛查查出是否携带银屑病基因，因此，基因检查在确诊银屑病方面存在困难。

如果没有外在因素的刺激，仅受遗传影响，并不一定会发病。有一部分银屑病患者，可能并没有明显的遗传易感性，只是由于免疫系统功能失调或内分泌系统功能失调而引发。

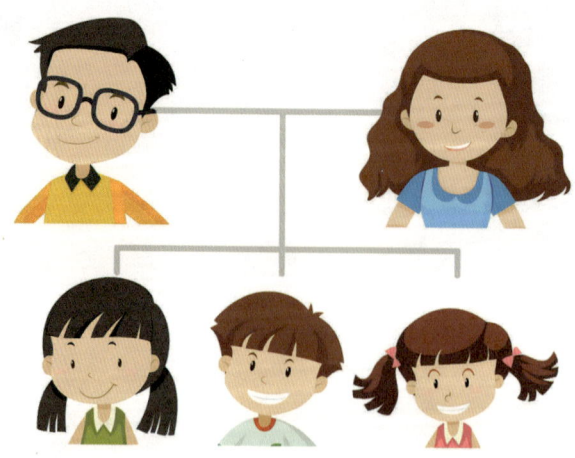

5. 得了银屑病,皮肤上的"斑斑点点"会不会留疤?

临床上好多家长在孩子得了银屑病后,担心皮肤上的"斑斑点点"会留下瘢痕。首先,我们需要了解银屑病皮损的基本特点。银屑病的皮损通常呈现为红色斑块,上面覆盖着多层容易脱落的银白色鳞屑。而这些鳞屑的形成是由于皮肤细胞异常快速增殖,导致角质层过度增厚并堆积所致。与感染性皮肤疾病或外伤导致的皮肤损伤不同,银屑病的皮损主要影响表皮层。

其次,瘢痕主要是由于皮肤受到外界损伤(如切割、烧伤、撕裂等)后,真皮层及更深层的组织受到破坏,在修复过程中逐渐形成。由于银屑病的皮损主要局限于表皮层,并没有破坏真皮层及皮下组织,因此,在皮损自然消退或经有效治疗后,通常不会留下瘢痕。

在治疗过程中,皮损部位可能会出现色素沉着或减退的现象,即局部皮肤颜色与周围正常皮肤相比可能变深或变浅,这属于皮肤颜色改变。但是,需要家长特别注意的是,如果治疗过程中使用了不当的方法或药物,如过度搔抓、使用刺激性强的外用药物等,可能会加剧皮损的炎症反应,甚至引起皮肤破损,从而增加继发感染的风险,间接影响皮损的愈合,极少数情况下可能导致瘢痕的产生。

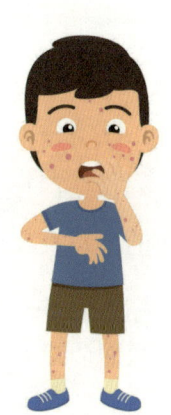

6. 得了银屑病后，孩子心理上会有什么变化？

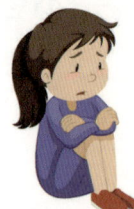

银屑病作为一种慢性、复发性、炎症性皮肤病，不仅给孩子的身体健康带来了挑战，还可能对心理健康造成深远影响，因此家长需要了解孩子的心理反应，并及时给予安慰及帮助。

临床上常见的银屑病儿童心理问题主要表现在以下几个方面：

自尊心受损：银屑病导致的皮肤问题可能会使孩子感到自卑，担心自己与他人不同，害怕被嘲笑或排斥。

社交障碍：由于对外貌有所顾虑，孩子可能不愿见人，不愿出门，不愿意与他人亲密接触，刻意减少社交活动。

情绪波动：面对疾病的长期治疗、复发及可能的不良反应，孩子会出现过度敏感、焦虑、抑郁等负面情绪。

注意力分散：心理压力可能导致孩子注意力分散，影响学习。

7 家长应如何帮助孩子应对银屑病？

父母是孩子的依靠，身为家长，首先要审视自己的心态，不要把紧张焦虑的负面情绪带给孩子。其次要引导孩子用平常心正确面对疾病。银屑病儿童的心理健康问题不容忽视，需要家庭、学校、医疗机构以及社会的共同努力。可以通过以下几种方式帮助孩子建立自信心，融入社会。

🏷 了解与接纳疾病

家长要教育孩子正确认识银屑病，了解它只是一种常见疾病，而非个人缺陷，鼓励孩子学会自我接纳。可以通过给孩子讲讲英雄故事或者身残志坚的个人事迹，鼓励孩子勇敢面对，自信生活。

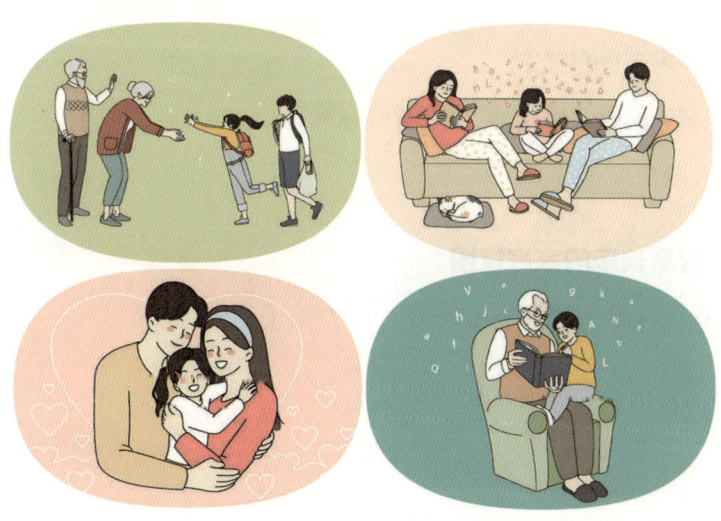

🏷 促进良好的双向沟通

鼓励孩子多同父母沟通,告诉父母自己的身体和心理感受。家长也要多倾听孩子的想法和苦恼,给予积极的反馈和支持,形成相互支持的良好的沟通氛围。

🏷 建立积极的社交圈

家长可以鼓励孩子多与同龄人玩耍,多参与适合自己的社交活动,如兴趣小组、夏令营等,逐步建立自信。

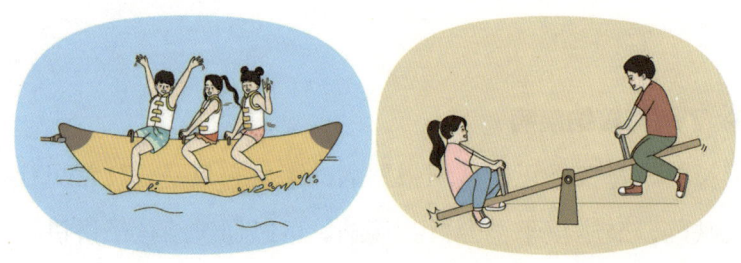

🏷 寻求老师的支持

家长应多与老师沟通,让老师了解孩子的病情,提供必要的支持和理解,减少歧视和孤立现象。

🏷 营造快乐的家庭氛围

家长应保持积极乐观的态度,成为孩子的坚强后盾。

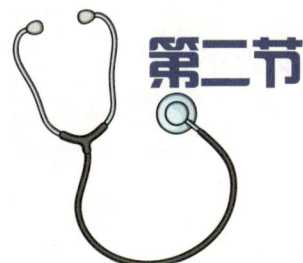

第二节 儿童银屑病的治疗与护理

儿童银屑病的临床表现复杂多样,不同类型之间存在显著差异。由于儿童具有特殊的生理特点,因此在治疗方面需要更加注重安全性。与成人相比,儿童银屑病的治疗方法相对局限且具有更大的挑战性。

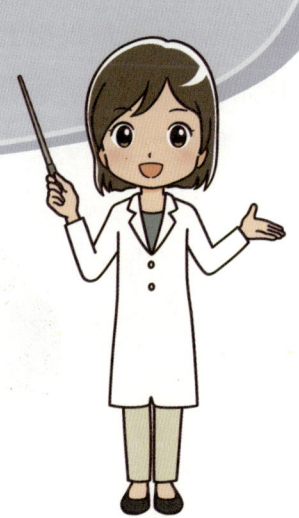

1. 儿童银屑病的治疗与成人有哪些不同？

目前大部分应用于儿童患者的药物都是在成人患者的治疗中已有广泛经验的，但在治疗上不能完全等同于成人。在选择外用激素时，应优先考虑浓度低、刺激性小、强度弱的激素。在治疗过程中，应避免物理性、化学物质和药物的刺激，防止外伤和滥用药物。此外，还应重点关注患儿的心理问题。

大多数儿童银屑病患者局部用药可以控制病情，注意皮肤的日常保湿润肤。中重度银屑病患儿可能除了局部使用外用药，还需要光疗等辅助措施，这些都是安全有效的方法。有的家长为了让孩子早日康复，操之过急，希望能多种治疗手段齐上阵。其实，全身疗法并不适用于全部患儿，一般仅用于泛发性脓疱型、红皮病型、关节病型或其他治疗无效的重度银屑病患者。另外，生物制剂用于治疗儿童银屑病的安全性和有效性尚待证实。

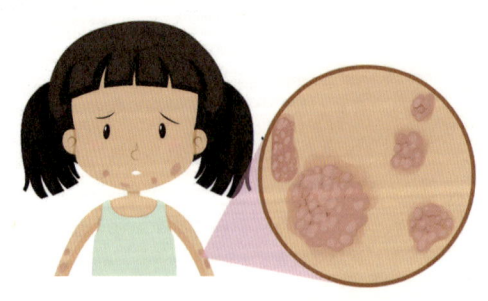

2. 治疗期间可以接种疫苗吗？

儿童银屑病治疗期间需要根据具体情况来判断是否可以接种疫苗。

🏷 可以接种疫苗

银屑病本身并不是接种疫苗的禁忌证。患儿在保证免疫系统正常、没有感染症状及过敏史的条件下，或者病情比较轻微，且正处于疾病稳定期时，是可以在医生指导下进行某些疫苗注射的。虽然银屑病患者的免疫系统存在异常反应，使他们在某些情况下有较高的感染风险，但通过接种疫苗能够有效刺激机体产生相应的抗体，从而提高自身的免疫能力。因此，在接种时，患者应及时向医生说明自身情况，以便医生做出更准确的判断和指导。

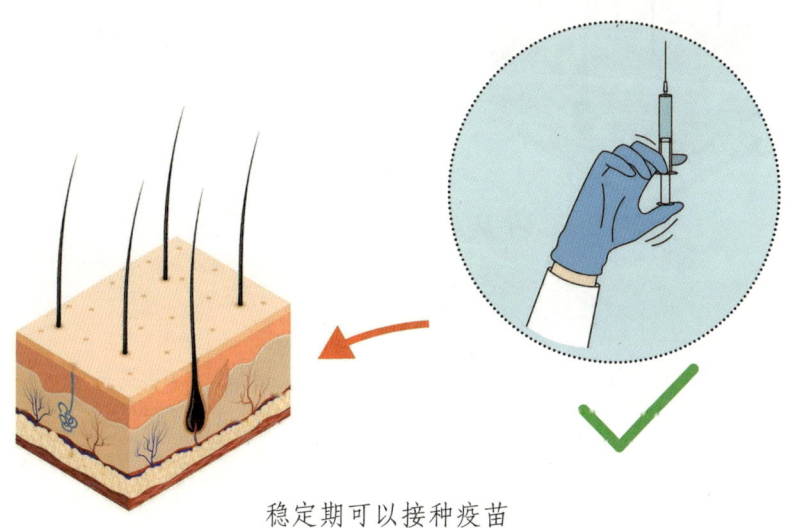

稳定期可以接种疫苗

🏷 不可以接种疫苗

如果儿童的病情比较严重,出现了皮肤瘙痒、红肿等症状,甚至还会伴随着脓疱疹等现象,此时是不建议接种疫苗的,以免加重病情,不利于身体健康。对于已经明确对某种疫苗成分有过敏史的患儿,也不宜接种疫苗,以免引起其他不良反应。根据相关文献报道,部分银屑病患儿在接种疫苗后可诱发或加重病情,但临床上也存在银屑病患儿在接种疫苗后皮损消退的情况。

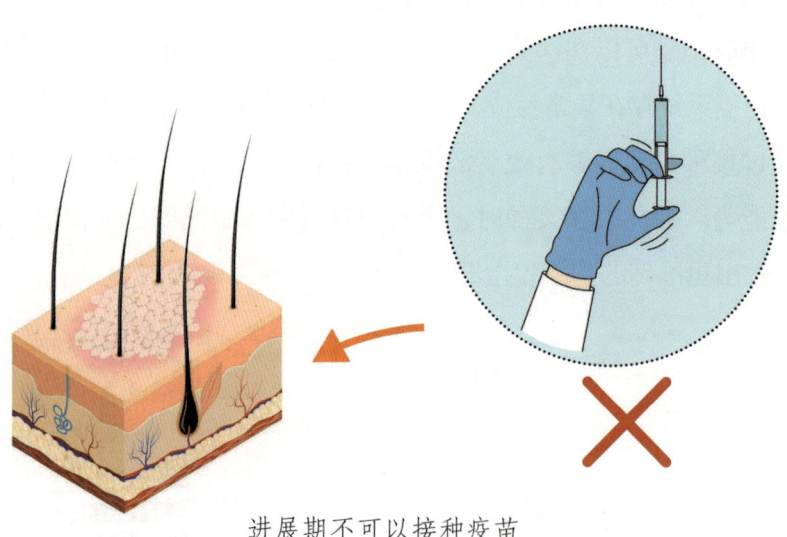

进展期不可以接种疫苗

3. 中药对儿童银屑病有效吗？

中药治疗是针对儿童银屑病的主要治疗方法之一，它能够在尽量减少对身体影响的情况下，起到一定的改善皮肤症状的效果，并增加患者的抵抗力，降低儿童银屑病复发的概率。

需要注意的是，口服中药需要长期坚持治疗，在患儿服药期间，应当定期给患儿进行肝肾功能检查。一旦发现有肝肾方面的损伤，需要及时请医生对药物进行调整，以免造成更严重的后果。

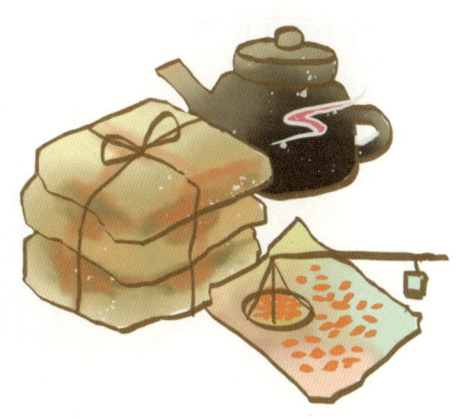

4. 窄谱 UVB 可以治疗儿童银屑病吗？

儿童银屑病患者在治疗用药上受到诸多限制，而紫外线治疗则有效避免了系统用药的许多不良反应。窄谱 UVB 主要照射皮肤的浅表层，对皮肤深层和内脏没有任何影响，因此光疗是一个很好的治疗方式。因为窄谱 UVB（波长为 311 nm）能够明显延长银屑病表皮细胞的繁殖周期，抑制 DNA 的合成，同时显著促进浸润淋巴细胞的凋亡。此外，它还能调节内分泌功能，增强全身代谢，提高机体免疫功能，从而有效治疗银屑病，且不良反应相对较小，适用于 6 岁以上儿童。

但是，在儿童中使用光疗仍需谨慎，必须在医生的指导下，有计划地进行紫外线照射治疗，科学规律地掌握治疗剂量。

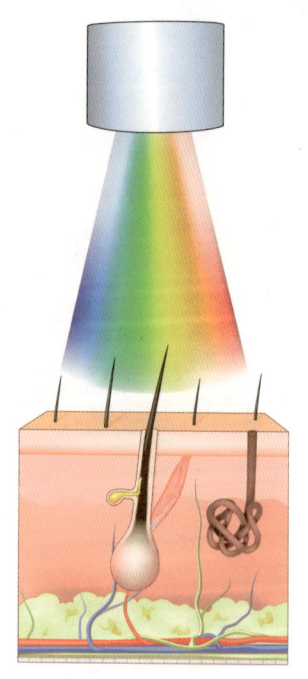

5. 银屑病儿童在饮食方面应注意什么?

银屑病患儿应均衡饮食，注意粗粮和细粮的搭配、荤素搭配，选择低脂、高热量、高蛋白、高维生素的食物，避免食用辛辣刺激的食物。

此外，患儿长期偏食、厌食，会导致营养素摄入不足或比例失调，机体因营养缺乏而免疫力下降，这不仅可能影响患儿的正常发育，还会导致营养不良及其他疾病的发生。因此，必须改正这些不利于健康的饮食习惯。

6. 银屑病儿童是否可以接触宠物？

银屑病一般不会通过动物传染。临床上，常见的接触性传播疾病主要包括细菌感染性疾病、病毒感染性疾病以及真菌感染性疾病等，这些疾病都有明确的传播途径。而银屑病则是一种慢性鳞屑性皮肤疾病，它会导致患者出现皮肤瘙痒、红斑等症状，但并不会通过直接或间接接触的方式传播给他人。

宠物身上可能携带一些致病菌或寄生虫，部分免疫力低下的患者在接触宠物时可能会被感染，从而引发其他疾病。大多数宠物都有掉毛的现象，如果家中养有宠物，就不可避免地会有宠物的毛发落在地上或其他地方。对于肤质过敏或呈过敏体质的银屑病患者来说，这些毛发很可能引起过敏反应。

儿童接触宠物后若出现真菌感染，抗真菌药物可以消灭病变区域的真菌，减轻病变的程度。建议在医生的指导下使用这类药物。

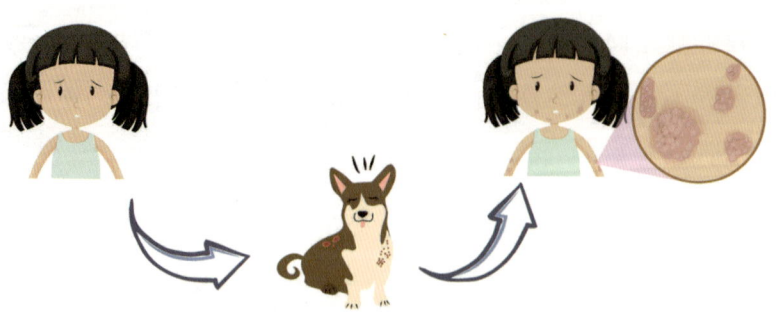

7. 银屑病患儿可以使用激素类外用药吗？

儿童银屑病可以使用激素治疗，激素类外用药对小儿银屑病有一定的治疗效果。激素软膏能够减轻炎症和瘙痒感，缓解患儿的不适症状，也能减少皮肤细胞增殖，缩小银屑病斑块的面积，改善外观。但是有些家长会质疑或者坚决反对，一听说要给孩子用激素就非常害怕，存在很多顾虑。比如，用完激素后发现效果好，但停药之后病情反复也快，这样对孩子的健康会存在一定的隐患。因此，应该在医生的指导下，根据病情来使用外用激素药，包括每天抹几次、具体联合哪一种药外用、用多长时间、达到一定程度后如何减量等，这样的话不良反应就会小很多。

儿童外用激素类药物，如果时间比较短暂，用量比较小，对孩子的影响也是比较小的，所以，应该严格控制疾病的适应证，在需要使用的时候再用。同时，应该尽可能避免长时间、大面积使用，以减少不良反应的发生。

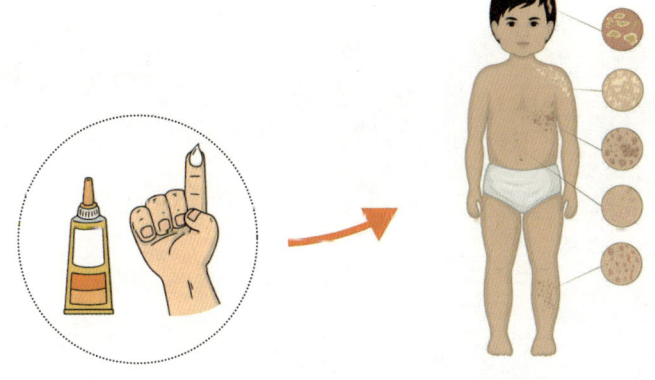

第九章　银屑病共病护理

1. 什么是银屑病共病？

既往研究认为，银屑病是一种局限于皮肤和关节的疾病，但越来越多的研究发现，银屑病是累及多个器官的系统性炎症性疾病，而且炎症因子不只存在于皮肤表面，也存在于心血管、内脏、肌肉、关节等各部位，可引发肥胖、心血管疾病、关节炎等与银屑病相关的其他疾病，也就是银屑病"共病"，其中以肥胖、原发性高血压、冠心病、糖尿病、慢性阻塞性肺疾病、代谢综合征、恶性肿瘤及情绪障碍等较为常见。因此，银屑病患者应注意这些疾病，定期查体，如有相关症状要及时就诊。

研究提示，约 57.9% 的银屑病患者至少合并 1 种银屑病共病。共病不仅影响患者的银屑病进程、严重程度，还影响患者的治疗选择和治疗效果。近年来，人们通过分析发现从银屑病确诊到共病确诊时间平均为 3～7 年。另外一项研究显示，在银屑病发生阶段即有 28.8% 的患者合并 2～4 种共病。

此外，银屑病共病的发生与患者年龄间也存在相关性。有研究显示，41～60 岁银屑病患者的共病发生率约为 64.9%，而 61～80 岁患者的发生率可升至 89.8%。因此，对中老年银屑病患者筛查共病的频率应相应提高。

2. 银屑病共病有哪些？

银屑病关节炎 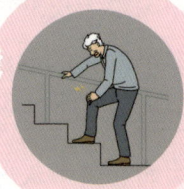 常见关节疼痛、僵硬、红肿、畸形，包括手指、脚趾、膝关节、脊柱等

常见腹泻、腹痛、便血 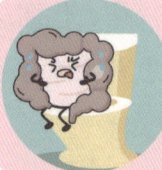 **炎症性肠病**

心血管疾病 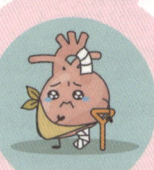 高血压、冠心病，常见胸闷、气促、胸痛，活动后可加剧

高脂血症、糖尿病等 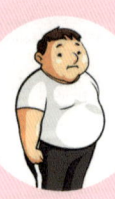 **代谢综合征**

3. 常见银屑病共病的诊断标准有哪些？

银屑病共病的诊断由皮肤科医师和各相关专科医师参照各共病的诊断标准给出，主要共病的具体诊断标准如下。

原发性高血压：收缩压 ≥ 140 mmHg，和/或舒张压 ≥ 90 mmHg。

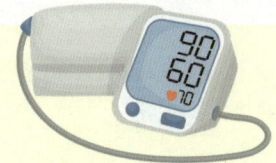

高尿酸血症：诊断符合正常嘌呤饮食状态下，非同日2次空腹血尿酸水平男性 > 420 μmol/L，女性 > 360 μmol/L。

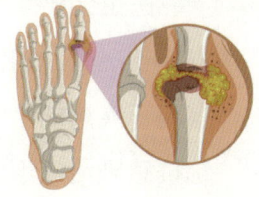

高胆固醇血症：血清总胆固醇含量增高，> 5.72 mmol/L，而甘油三酯含量正常，即甘油三酯 < 1.70 mmol/L。

高甘油三酯血症：血清中甘油三酯含量增高，> 1.70 mmol/L，而总胆固醇含量正常，< 5.72 mmol/L。

糖尿病：糖尿病症状（多饮、多食、多尿和体重减轻）加任意时间血浆葡萄糖 ≥ 11.1 mmol/L（200 mg/dL）或空腹血糖 ≥ 7.0 mmol/L（126 mg/dL）、葡萄糖耐量试验2小时血糖 ≥ 11.1 mmol/L（200 mg/dL）。

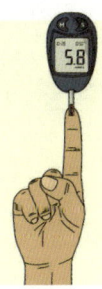

4. 银屑病共病的治疗方法有哪些？

共病控制不佳的银屑病患者，其银屑病病情也呈现加重或治疗抵抗等表现，因此应重视银屑病共病的治疗和护理。

医生会根据患者的病变类型、严重程度、发病部位、皮损状况等，同时兼顾银屑病共病，权衡利弊，选取最有利于疾病的治疗方案。银屑病是一种炎症性疾病，系统抗感染治疗不仅可以减轻或消退皮肤炎症，同时可以缓解银屑病共病的发生发展或严重程度。

银屑病的治疗强调个体化治疗，一方面，需结合患者的病情，另一方面，选择治疗的原则取决于是否存在共病、共病恶化的风险、慢性感染性疾病及特殊人群等。

5. 银屑病合并高血压的护理要点有哪些？

研究发现，银屑病患者有更高的高血压风险，首先是患病率增高，其次为高血压病情更严重且控制不佳，而且这种高血压风险与银屑病疾病的严重程度相关。高血压也是冠状动脉粥样硬化的危险因素之一，重度银屑病合并高血压可能增加其血管负担。因此，对于银屑病合并高血压的患者，血压管理是很重要的。

🏷 正确检测血压

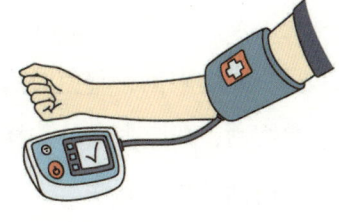

早晚各测量一次血压，首诊时应测量左右上臂血压，以血压读数较高的一侧作为以后固定测量的上臂。在测量血压的同时，应测定脉率。测血压前30分钟内不要吸烟、剧烈运动；饮用浓茶、咖啡等刺激性饮料时，应在安静状态下休息5~10分钟再测量；测血压时上臂应置于心脏水平；推荐使用经过验证的上臂式医用电子血压计；血压平稳时每周至少一次，尽量控制血压在130/80 mmHg以下。

🏷 严格遵医嘱用药

严格遵医嘱规律服药，不可擅自停药减量。用药期间严格监测血压，服药最初的几个小时内避免长时间站立，以预防直立性低血压的发生。从卧位和坐位起立时动作要缓慢，服药后应休息片刻再下床活动。

🏷 管住嘴

高盐是高血压的主要诱因之一，对轻度高血压或有高血压家族史者，每日供给食盐以 3～5 g 为宜。避免食用过多的调味品和含盐量高的食品，如腌制食品、咸鱼、咸肉等，适量增加含钾的食物，如香蕉、土豆等，有助于维持血压稳定。

由于患者每日有大量银屑脱落，常伴有蛋白丢失，出现低蛋白血症，患者可多食肉蛋奶鱼、新鲜蔬菜、水果等补充优质蛋白及维生素，避免食用辛辣、海鲜、冰冷等易引起皮肤敏感的食物。

🏷 戒烟限酒

吸烟会导致血管收缩，增加高血压风险，过量饮酒是诱发或加重银屑病的危险因素。因此，银屑病患者应坚决戒烟限酒，避免对病情造成不利影响。尽量不饮酒，如饮酒，则应少量并选择低度酒，避免饮用高度烈性酒，每日酒精摄入量男性不超过 25 g，女性不超过 15 g；每周酒精摄入量男性不超过 140 g，女性不超过 80 g。

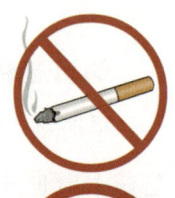

🏷 防止血压突然升高

早睡早起，避免熬夜；避免在高温或寒冷环境下长时间停留；避免高空作业，起、坐、站、卧要平稳，避免突然改变体位；避免过度劳累、紧张、用脑过度，多参加有益于健康的娱乐活动；保持大便通畅，避免用力排便，防止血压因用力而突然升高。若患有严重高血压，则应卧床休息，高血压危象者必须绝对卧床并住院治疗观察。

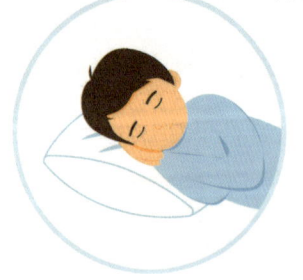

6. 银屑病合并冠心病的护理要点有哪些？

流行病学调查发现，银屑病患者冠状动脉疾病、心肌梗死的发病率明显升高。其中，冠状动脉粥样硬化性心脏病（简称冠心病）是较为常见的共病类型，严重影响患者的生活质量，并且因为共病的影响，使这些患者的银屑病更难以控制或治疗效果不佳。因此，对于合并冠心病的银屑病患者，要特别注重日常生活护理。

🏷 日常生活上要注意什么

低盐、低脂、低胆固醇饮食，食物要富含丰富的纤维素、维生素、清淡易消化，宜少量多餐，禁烟酒，避免刺激性的食品。

恢复期或缓解期可适当活动，心绞痛发作时立即停止活动，卧床休息；不稳定型心绞痛应卧床休息。

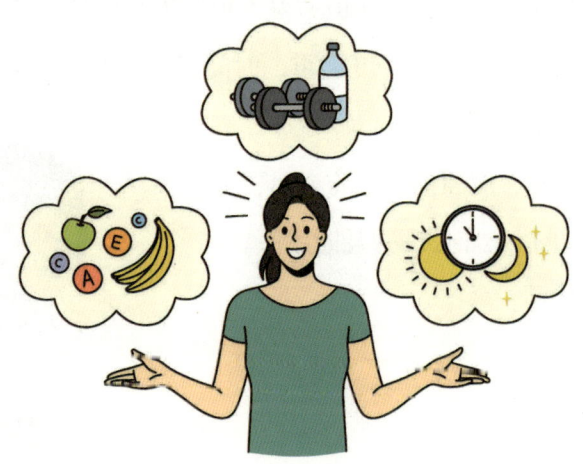

排便困难时首先应评估有无习惯性便秘，是否适应床上排便，急性期给予缓泻剂，平时饮食中增加含纤维素多的食物，严禁用力排便，以免病情加重。

🏷 自救时如何服用硝酸甘油

按医嘱服药，随身携带硝酸甘油等药物，坚持定期门诊随访。心绞痛急性发作，舌下含服硝酸甘油时，舌下需保留一些唾液，让药物完全溶解，不能急于咽下。硝酸甘油用药后 1～2 min，硝酸异山梨酯用药后 2～5 min，如未达到预期效果，应立即通知医生，并协助寻找病因，注意所用药物是否失效。

观察药物不良反应。如果患者胸痛发作频繁、程度加重、持续时间延长、含服硝酸酯类药物疗效不佳时，应立即就医。一旦发生危急征象，应立即原地休息，给予硝酸酯类药物舌下含服，有条件时给予氧气供应，并联系 120 住院治疗。

🏷 注重自我监测

（1）疼痛发作时应立即停止活动或舌下含服硝酸甘油。

（2）如疼痛反复发作、程度加重、时间延长，服用硝酸酯制剂疗效差时，应警惕心肌梗死发生，及时就医。

（3）出现牙痛、肩周痛、上腹痛时，为防误诊，可先按心绞痛发作处理并及时就医。

7.银屑病合并脑卒中的护理要点有哪些?

近年来随着研究的深入,人们逐渐发现银屑病与心血管疾病(动脉粥样硬化、心力衰竭、心律失常、脑血管意外等)存在着多种联系。脑卒中是与银屑病相关的脑血管不良事件之一,在银屑病中的发病率逐年升高,因此做好脑卒中的护理对银屑病患者的全面管理尤其重要。

预防压疮

注意受压部位皮肤的观察保护,比如枕部、肩胛骨、脊椎隆突处、骶尾部、手肘部、足跟等。经常为患者翻身、擦洗、按摩,保持衣物及床单平整,清洁,可使用气垫床,应用软枕等垫在身体的空隙处和骨突处,起到减压的作用。

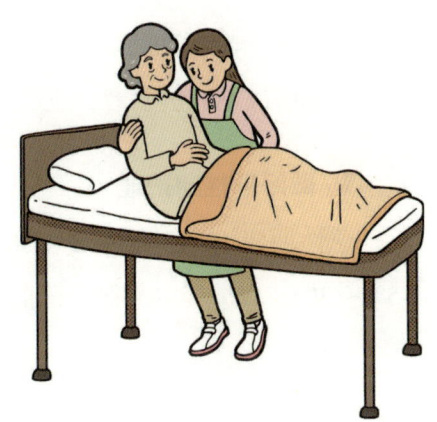

预防应激性溃疡

少量多餐,必要时给予保护胃黏膜的药物。

预防坠积性肺炎

注意抬高床头 30°,翻身时给予拍背,鼓励深呼吸、咳嗽。

🏷 预防深静脉血栓

长期卧床患者应抬高下肢20°～30°，尽量避免膝下垫枕或过度屈髋，以免影响静脉回流。同时应增加患者下肢的活动，如屈伸下肢、足踝的环转运动、被动按摩腿部比目鱼肌和腓肠肌等。

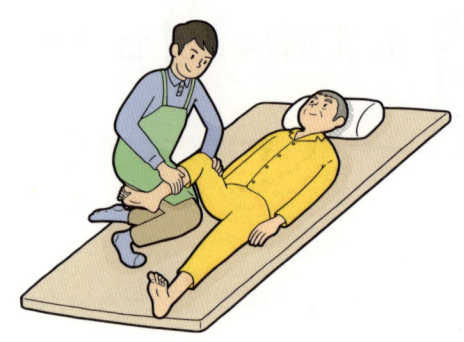

🏷 饮食注意事项

银屑病合并脑卒中时，建议采取低盐低脂、高营养、易消化饮食。少量多餐，多食粗纤维食物，以保证大便通畅。吞咽困难者应取坐位或头高健侧卧位，给予流质或半流质、易消化饮食，缓慢进食，防止呛咳；有意识障碍或不能进食者，应尽早给予鼻饲饮食，以保证营养的供给。

🏷 做好急性期护理

急性期应该绝对卧床2～4周，避免搬动，减少颠簸，床头抬高15°～30°，以减轻脑水肿。同时要避免情绪激动。

保持呼吸道通畅，侧卧位或头偏向一侧，并将头部抬高30°；避免或减轻舌根后坠，注意有无呼吸障碍、发绀及呼吸道分泌物增加等现象。至少2小时给予一次翻身叩背。必要时行气管插管或气管切开，如有舌后坠可给予口咽导管。

如患者出现头痛、呕吐等颅内压增高症状时，应及时处理，遵医嘱予脱水剂、利尿剂等药物降低颅内压。如出现高热，可给予物理降温；如血压增高，应根据患者病情控制血压。

8. 银屑病合并高脂血症的护理要点有哪些？

多项研究已确定银屑病与血脂变化之间存在关联，银屑病患者的高血脂率为 54.21%，显著高于健康人群的高血脂率（17.50%）。银屑病患者由于异常的炎症反应，体内会产生大量白介素 6（IL-6），除了导致炎症，它还会影响脂质的代谢，会让脂肪组织释放游离脂肪酸、胆固醇和甘油三酯，使体内的血脂水平升高。

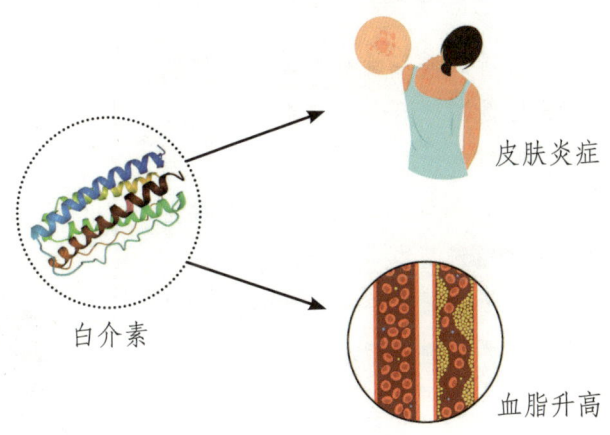

因此，患有银屑病的患者需定期检查血脂水平，并通过健康饮食、适量运动等方式有效控制血脂的升高，减少心血管疾病的风险。

血脂异常人群可按照《中国居民膳食指南（2022版）》选择合理的饮食，比如膳食指南推荐每天摄入12种食材，每周摄入25种以上食材；

每天摄入谷薯类食物250～400 g，其中全谷物和杂豆类50～150 g，薯类50～100 g。增加全谷物食物的摄入，比如燕麦、小米、玉米等的摄入可以降低血脂、减少心血管疾病风险。

蔬菜水果含有丰富的膳食纤维、维生素、矿物质及植物化学物，建议每天500 g左右的蔬菜，其中保证1/2为深色蔬菜；250 g左右的水果，果汁不能代替鲜果。

为了保证人体的正常运行，血脂异常患者应保证优质蛋白质的摄入，鱼、虾、肉、蛋、奶都含有丰富的优质蛋白质，建议选择脂肪含量低的瘦肉、白肉，少吃加工肉类。每天畜禽肉40～75 g，水产品40～75 g，蛋类40～50 g。

阿维A存在导致高脂血症的风险，特别是甘油三酯，因此对于合并高脂血症的银屑病患者在选择阿维A治疗时更应定期监测血脂水平。另外，乌司奴单抗治疗24周后空腹血糖和甘油三酯较基线水平升高，因此，虽然生物制剂对于银屑病临床疗效显著，但在使用过程中需要监测血脂水平。

9. 银屑病合并肥胖症的护理要点有哪些？

流行病学研究指出，肥胖可能是银屑病的独立危险因素，银屑病也可加剧肥胖的发生风险，特别是重度银屑病。同时，肥胖也会影响银屑病患者生物制剂疗效。因此，面对超重的银屑病患者而言，适当控制体重十分重要。

研究发现小于 35 岁的早发型银屑病患者发生肥胖的概率高于晚发型银屑病患者，且减肥干预可以有效降低银屑病的严重程度。

🏷 一分钟判断自己是否肥胖

根据世界卫生组织 (WHO) 提出的肥胖程度分类标准，体重指数 BMI[体重指数 = 体重 (kg)/ 身高 ^{2}(m^2)，单位是 kg/m^2] 在 25 ~ 29.9 kg/m^2 为超重，等于或大于 30 kg/m^2 为肥胖，肥胖程度可以通过测量身高、体重、腰围、臀围、人体成分分析等进行评估。我国成年人的 BMI 正常值为 18.5 ~ 23.9 kg/m^2，19 ~ 23.9 kg/m^2 属理想体重，24 ~ 27.9 kg/m^2 属于超重，等于或大于 28 kg/m^2 属于肥胖。

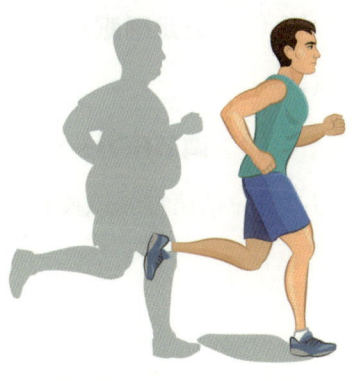

🏷 如何健康减重

（1）**建立节食意识**：每餐不过饱，尽量减少暴饮暴食的频度和程度；细嚼慢咽以延长进食时间，减少进食量；挑选脂肪含量低的食物，每日减少 500～1000 千卡的能量摄入，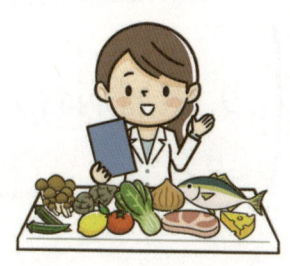保证蛋白质、健康脂肪、复合碳水化合物、维生素和矿物质的均衡摄入；根据个人基础代谢率和活动水平，合理计算每日所需热量。

（2）**增加有氧运动**：如快走、慢跑、游泳、骑自行车等，每周至少进行 150 分钟中等强度或 75 分钟高强度的练习。结合力量训练提升肌肉量，肌肉能有效提高基础代谢率，帮助燃烧更多热量。增加日常活动量，如步行上下楼梯、使用站立式办公桌、做家务等，"每天多活动点"，建立一系列短期目标，如开始时每天走路增加 30 分钟，逐步到增加 45 分钟，然后到 60 分钟。

（3）**充足睡眠**：保证每晚 7～9 小时的高质量睡眠，有助于减少食欲。

（4）**调节压力**：通过冥想、瑜伽、阅读或社交活动等方式减轻压力，避免情绪性暴饮暴食。

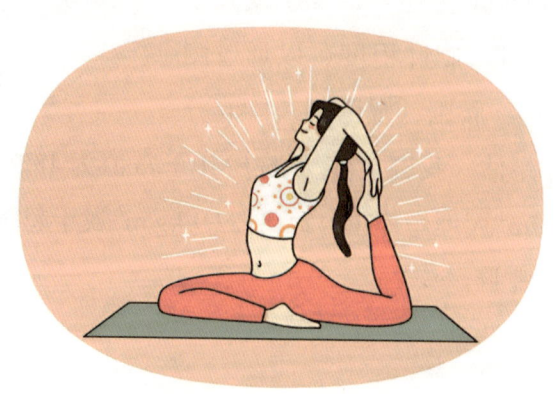

10. 银屑病合并慢性阻塞性肺疾病的护理要点有哪些？

慢性阻塞性肺疾病（简称"慢阻肺"）是一种常见的、可以预防和治疗的疾病，其特征是持续存在的呼吸系统症状和气流受限，通常与显著暴露于有害颗粒或气体引起的气道和（或）肺泡异常有关。研究表明，银屑病患者慢阻肺的发病率增加，因性别、年龄和银屑病的严重程度而异。在性别方面，患有银屑病的男性患慢阻肺的风险增加；在年龄方面，老年银屑病患者（≥50岁）比年轻患者发生慢阻肺的风险更高。

哪些银屑病患者容易并发慢阻肺？

吸烟者： 吸烟者慢性支气管炎的患病率比不吸烟者高2~8倍，吸烟时间越长，吸烟量越大，慢阻肺患病率越高。

从事接触粉尘和化学物质职业者： 银屑病患者在接触职业粉尘及化学物质，如烟雾、变应原、工业废气及室内空气污染的情况下，粉尘浓度过高或接触时间过长时，均可能导致慢阻肺的发生。

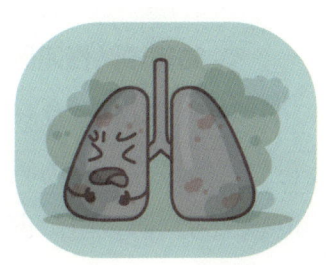

此外，空气污染和病毒、支原体、细菌等感染也是慢阻肺发生发展的重要因素之一。

如何判断自己是否患有慢阻肺？

慢性咳嗽： 常晨间咳嗽明显，夜间有阵咳或伴有排痰。随病程发展，咳嗽可终生不愈。

咳痰：一般为白色黏液或浆液性泡沫痰，偶可带血丝，清晨排痰较多。急性发作期痰量增多，可有脓性痰。

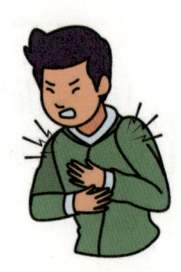

气短或呼吸困难：在较剧烈活动时出现，逐渐加重，以致在日常活动甚至休息时也感到气短，是慢阻肺的标志性症状。

喘息和胸闷：部分患者特别是重度患者或急性加重时出现。

🏷 远离"不会呼吸的痛"

湿化气道：痰多黏稠、难以咳出的患者需多饮水，以达到稀释痰液的目的，也可遵医嘱每天进行雾化吸入。

有效咳痰：如晨起时咳嗽，排除夜间聚积在肺内的痰液，就寝前咳嗽排痰有利于患者的睡眠。咳嗽时，患者取坐位，头略前倾，双肩放松，屈膝，前臂垫枕，如有可能应使双足着地，有利于胸腔的扩展，增加咳痰的有效性。咳痰后恢复坐位，进行放松性深呼吸。

协助排痰：护士或家属协助给予胸部叩击和体位引流，有利于分泌物的排出。也可用特制的按摩器协助排痰。

🏷 如何预防慢阻肺？

对于银屑病患者来说，戒烟是预防慢阻肺的重要措施；减少有害粉尘、烟雾或气体的吸入，防治呼吸道感染对预防慢阻肺也十分重要；对患有慢性支气管炎的银屑病患者，应指导其进行肺通气功能的监测，及早发现慢性气流阻塞，及时采取措施。

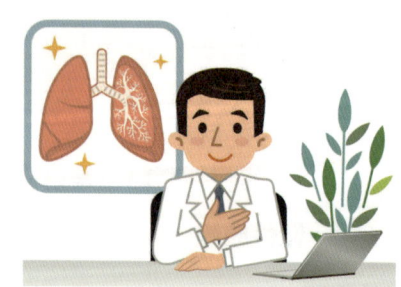

11. 银屑病合并糖尿病的护理要点有哪些？

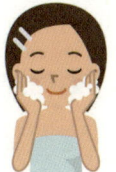

银屑病患者的免疫细胞和炎症因子通过血液循环，影响全身的免疫细胞功能，可促进胰岛素抵抗。同时肥胖、糖尿病等全身的炎症反应又反过来通过血液循环，加剧银屑病的局部免疫状态。银屑病系统抗感染治疗可以改善糖尿病，同时，改善糖尿病的措施也可以促进银屑病皮损恢复。

🏷 如何进行皮肤护理？

保持皮肤清洁： 保持皮肤清洁可增强皮肤的抵御能力，同时积极预防和控制感染，可有效减少银屑病复发。

使用皮肤保护剂： 银屑病的皮肤损害特征是出现由于角质形成、细胞增殖增强和表皮分化改变而形成的红斑、表皮脱落、斑块等。尿素作为皮肤天然保湿因子和渗透增强剂，在皮肤水合保护、抗炎抗真菌药物的联合治疗中发挥着重要作用

加强冬春季节皮肤防护： 冬春季节天气寒冷干燥，皮肤抵御能力明显下降，且冬春季节易发生呼吸道感染、激发机体免疫系统，这些均可诱发银屑病发作，尤其是点滴型银屑病。因此，冬春季节银屑病患者应做好保暖措施，减少疾病复发风险。

采用日光疗法： 银屑病患者可适当进行日光疗法，以激发皮肤的抗炎反应、调节免疫抑制途径，进而减少银屑病复发。太阳光中的紫外线可通过触发细胞凋亡或免疫抑制途径减少细胞浸润，有利于清除

受损皮肤组织、改善银屑病皮损情况，并通过诱导维生素 D 的合成降低银屑病患者维生素 D 缺乏的发生率。

血糖控制： 在医生指导下使用降糖药物，如二甲双胍、吡格列酮等，并应定期监测血糖水平，及时调整治疗方案，以控制血糖在正常范围内，有助于减少银屑病的反复发作和加重。

控制血糖的药物有哪些？

GLP-1 受体激动剂、DPP-4 抑制剂、噻唑烷二酮、二甲双胍这几类降糖药不仅仅可以治疗糖尿病，同时也能够改善银屑病的症状。

胰高血糖素样肽（GLP-1）： 一种多功能肽类激素，主要由肠道的 L 细胞分泌，它可通过促进胰岛素分泌、抑制胰高血糖素分泌、促进 β 细胞增殖、抑制凋亡、减少摄食、延缓胃排空等作用广泛用于 T2DM 的治疗。GLP-1 能减少组织内的炎性细胞因子和免疫细胞的产生，对于肝脏、血管、脑、肾、肺、睾丸和皮肤等部位的炎症均有一定作用。

DPP-4 抑制剂： 即二肽基肽酶 4 抑制剂，该类药物能够抑制 GLP-1 和葡萄糖依赖性促胰岛素分泌多肽 (GIP) 的灭活，提高内源性 GLP-1 和 GIP 的水平，促进胰岛 β 细胞释放胰岛素，同时抑制胰岛 α 细胞分泌胰高血糖素，从而提高胰岛素水平，降低血糖。

噻唑烷二酮： 作为过氧化物酶体增殖物激活受体 -γ 的特异性配体，其可提高胰岛素敏感性，从而降低血糖。吡格列酮或罗格列酮具有抗银屑病的作用，同时能够明显改善伴有代谢紊乱银屑病患者的症状。

二甲双胍： 作为广泛使用的一线 2 型糖尿病降糖药，同样有改善银屑病症状的作用。

参考文献

[1] 中华医学会皮肤性病学分会银屑病专业委员会. 中国银屑病诊疗指南(2018完整版)[J]. 中华皮肤科杂志, 2019, 52(10): 667-710.

[2] 王陇德. "健康中国2030"的机遇与挑战[J]. 科技导报, 2018, 36(22): 8-11. DOI: 10.3981/j.issn.1000-7857.2018.22.001.

[3] 杨雪琴. 银屑病防治新理念[M]. 第1版. 北京: 人民卫生出版社, 2015: 9.

[4] 赵辨. 中国临床皮肤病学[M]. 第2版. 南京: 江苏凤凰科学技术出版社, 2017: 764. 1111-1112. 1114-1132. 1003.

[5] 郭丽英. 临床皮肤病护理与实践宝典[M]. 第1版. 北京: 人民卫生出版社, 2016: 296, 393-414.

[6] 张红霞, 王丽新. 银屑病流行病学及危险因素研究进展[J]. 宁夏医学杂志, 2023, 45(07): 670-672. DOI: 10.13621/j.1001-5949.2023.07.0670.

[7] 何谐. JAK-STAT信号通路与银屑病相关性的研究进展[J]. 临床皮肤科杂志, 2023, 52(07): 436-439. DOI:10.16761/j.cnki.1000-4963.2023.07.018.

[8] 张晴, 朱磊, 蔺存莲, 等. 盐酸拉贝洛尔片致妊娠期高血压伴银屑病患者皮疹加重1例分析[J]. 中国药物警戒, 2023, 20(09): 1060-1063. DOI:10.19803/j.1672-8629.20220642.

[9] 史玉玲, 陈文娟. 银屑病共病的现状及诊治[J]. 诊断学理论与实践, 2023, 22(03): 221-229. DOI:10.16150/j.1671-2870.2023.03.03.

[10] 温海. 银屑病防治结合任重道远[J]. 中国医学前沿杂志(电子版), 2023, 15(05): 1-5, 84.

[11] 杨阳, 史冬梅. 银屑病生物制剂治疗的不良反应及应对策略[J]. 皮肤性病诊疗学杂志, 2023, 30(04): 366-371.

[12] 袁琳琳, 张慧玲, 李冬, 等. 抗TNF-α药物治疗炎症性肠病后诱发银屑病的研究进展[J]. 实用药物与临床, 2023, 26(07): 658-663. DOI:10.14053/j.cnki.ppcr.202307016.

[13] 赵玉凤. 银屑病合并代谢综合征的相关研究进展[J]. 中国城乡企业卫生, 2023, 38(04): 16-19. DOI:10.16286/j.1003-5052.2023.04.006.

[14] 张子扬, 王嫄, 张理涛, 等. 银屑病与心血管疾病相关性的研究进展[J]. 中国中西医结合皮肤性病学杂志, 2022, 21(06): 561-565.

[15] 李巍,邹颖,袁超,等.皮肤微生态与皮肤健康专家共识(第2部分:皮肤微生态与皮肤疾病)[J].临床皮肤科杂志,2023,52(10):618-623.DOI:10.16761/j.cnki.1000-4963.2023.10.014.

[16] 宋静卉,邢丽媛,袁胜华,等.头面部银屑病患者自我形象压力与社会适应力的关系[J].新乡医学院学报,2023,40(08):754-758.

[17] 王菊,王正雪.中青年头皮银屑病患者歧视知觉及正念水平与体像障碍相关性研究[J].中国疗养医学,2023,32(05):544-548.DOI:10.13517/j.cnki.ccm.2023.05.023.

[18] 孔淑贞,孔德玲,姚聪,等.银屑病污名现状及影响因素分析:一项对实习护生的横断面调查[J].中国皮肤性病学杂志,2023,37(07):798-804.DOI:10.13735/j.cjdv.1001-7089.202211122.

[19] 张露语,赵倩倩,庄苗青,等.银屑病患者病耻感评估工具及影响因素的研究进展[J].中国医药导报,2023,20(09):54-57.DOI:10.20047/j.issn1673-7210.2023.09.11.

[20] 陈杰,步宏.临床病理学:第1版[M].北京:人民卫生出版社,2015.

[21] 刘彤华.刘彤华诊断病理学:第4版[M].北京:人民卫生出版社,2018.

[22] STACEY,E.MILLS,JOEL,et al.斯腾伯格诊断外科病理学:第1版[M].回允中,译.北京:北京大学医学出版社,2017.

[23] 何姗,徐金华,吴金峰.老年银屑病的临床表型和治疗策略[J].老年医学与保健,2021,27(02):440-443.

[24] 杨雪琴.银屑病患者必读:第2版[M].北京:人民卫生出版社,2009:30-34.

[25] 高燕,张雪青,刘静.全仓NB－UVB联合半身NB－UVB照射治疗小腿斑块状银屑病的效果观察及护理[J].当代护士,2021,28(17):71-73.

[26] 谢琳,关翠玲.窄谱UVB光疗在银屑病治疗中的疗效观察及护理体会[J].世界最新医学信息文摘,2016,16(95):197,206.

[27] 王美惠,郑剑玲.紫外线杀菌实验的改进[J].实用医技杂志,2013,12(20):1365.

[28] 葛李洋,林世颖,陈宏翔.银屑病治疗中系统用药和外用药物的应用[J].中国医学前沿杂志(电子版),2023,15(5):19-24.

[29]]中国高血压防治指南修订委员会,高血压联盟(中国),中国医疗保健国际交流促进会高血压病学分会,等.中国高血压防治指南(2024年修订版)[J].中华高血压杂志(中英文),2024,32(7):603-700.

[30] 中国医师协会心血管内科医师分会.高血压精准化诊疗中国专家共识(2024)[J].中华高血压杂志,2024,(6):501-515.

[31] 王彩珠, 陈彩凤, 陈斯玲. 代谢综合征患者的综合护理效果分析[J]. 实用妇科内分泌电子杂志, 2020, 7(11): 170-171. DOI:10.16484/j.cnki.issn2095-8803.2020.11.108.

[32] 徐海燕. 代谢综合征患者的护理与健康教育[J]. 中国现代药物应用, 2015, 9(07): 214-215. DOI:10.14164/j.cnki.cn11-5581/r.2015.07.157.

[33] 冯小青, 王志孟, 聂建平, 等. 高原战士银屑病病因分析及护理要点[J]. 西南军医, 2013(5): 553-554.

[34] 郑锆, 王超, 王晓霞, 等. 空军某地面部队高原驻训健康患病情况报告[J]. 西南军医, 2019, 21(6): 504-508.

[35] 阿霄, 谭晓智, 邓丹琪. 紫外线诱导皮肤光老化过程中常见microRNAs的改变[J]. 临床皮肤科杂志, 2017, 46(12): 888-890.

[36] 孙晓晨, 张放, 邵华. 紫外线对人体健康影响[J]. 中国职业医学, 2016, 43(3): 380-383.

[37] 徐晴, 赵芸珂, 孙敏, 等. 不同海拔高原日光照射对正常藏族人群皮肤弹性的影响[J]. 中国医学影像技术, 2022, 38(4): 516-519.

[38] 曹振华, 尹军祥, 田金洲, 等. 源于冷刺激的血液与血管病理变化研究[J]. 北京中医药, 2009, 28(4): 308-311.

[39] 程科, 刘洪, 张矛, 等. 低氧增加人皮肤微血管内皮细胞系迁移并促进凋亡[J]. 基础医学与临床, 2017, 37(10): 1429-1433.

[40] 何弘, 张楠, 蔡芬, 等. 高原汽车兵心身性皮肤病调查及危险因素分析[J]. 解放军预防医学杂志, 2017, 35(12): 1524-1526.

[41] 李莲, 张恭. 高原特勤人员皮肤病防治研究进展[J]. 武警医学, 2022, 33(9): 821-823.

[42] 史玉玲.《中国银屑病诊疗指南(2023版)》解读[J]. 同济大学学报(医学版), 2023, 44(5).

[43] 张学军.《中国银屑病诊疗指南(2023版)》[J]. 中华皮肤科杂志, 2023, 56(7).

[44] 张学军. 银屑病解读[M]. 第1版. 北京: 人民卫生出版社, 2018.

[45] 杨雪琴. 预防银屑病复发[M].北京: 人民卫生出版社, 2011.

[46] 杨雪琴. 讲给银屑病患者的故事[M].北京: 人民卫生出版社, 2009.

[47] 中国医师协会皮肤科医师分会, 中华医学会皮肤性病学分会, 空军军医大学西京医院, 中国银屑病患者饮食指南指定工作组. 中国银屑病患者饮食管理指南(2023)[J]. 中华皮肤科杂志, 2023, 56(5): 389-401.

[48] BRADY TJ, SACKS J J, TERRILLION A J, et al. Operationalizing Surveillance of Chronic Disease Self-Management and Self-Management Support [J]. Prev Chronic Dis, 2018, 15: E39.

[49] JACKSON K. The assessment and management of psoriasis[J]. Nurs Times, 2013, 109(28): 18-19.

[50] SHROFF N A, BALBINJ, SHOBITANO. High-altitude illness:updates in prevention, identification, and treatment [J]. Emerg Med Pract, 2021, 23(9): 1-24.

[51] FELDMAN SR, KRUEGER GG. Psoriasis assessment tools in clinicaltrials[J]. Ann Rheum Dis, 2005, 64 Suppl 2 (Suppl 2): ii65-68; discussion ii69-73. doi: 10.1136/ard.2004.031237.

[52] BOŻEK A, REICH A. The reliability of three psoriasis assessment tools: psoriasis area and severity index, body surface area and physician global assessment[J]. Adv Clin Exp Med, 2017, 26(5): 851-856. doi: 10.17219/acem/69804.

[53] FINLAY AY, KHAN GK. Dermatology Life Quality Index (DLQI) --a simple practical measure for routine clinical use[J]. Clin Exp Dermatol, 1994, 19(3): 210-216. doi: 10.1111/j.1365-2230.1994.tb01167.x.

[54] STROBER B, RYAN C, VAN DE KERKHOF P, et al. Recategorization of psoriasis severity: Delphi consensus from the International Psoriasis Council[J]. J Am Acad Dermatol, 2020, 82(1): 117-122. doi: 10.1016/j.jaad.2019.08.026.